国医大师
传薪丛书

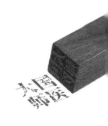

国医大师传薪丛书

国医大师
段亚亭
临证精粹

段亚亭 肖战说 编著
邹建华 段砚 王彩霞
张利梅 刘陈 康潇予 整理

人民卫生出版社
·北京·

图书在版编目（CIP）数据

国医大师段亚亭临证精粹 / 段亚亭，肖战说编著
. —北京：人民卫生出版社，2022.9
ISBN 978-7-117-33317-7

Ⅰ.①国… Ⅱ.①段… ②肖… Ⅲ.①中医临床-经
验-中国-现代 Ⅳ.①R249.7

中国版本图书馆 CIP 数据核字（2022）第 110900 号

人卫智网	www.ipmph.com	医学教育、学术、考试、健康，
		购书智慧智能综合服务平台
人卫官网	www.pmph.com	人卫官方资讯发布平台

国医大师段亚亭临证精粹
Guoyi Dashi Duan Yating Linzheng Jingcui

编　著：段亚亭　肖战说
出版发行：人民卫生出版社（中继线 010-59780011）
地　　址：北京市朝阳区潘家园南里 19 号
邮　　编：100021
E - mail：pmph @ pmph.com
购书热线：010-59787592　010-59787584　010-65264830
印　　刷：北京汇林印务有限公司
经　　销：新华书店
开　　本：710×1000　1/16　印张：14
字　　数：181 千字
版　　次：2022 年 9 月第 1 版
印　　次：2022 年 10 月第 1 次印刷
标准书号：ISBN 978-7-117-33317-7
定　　价：59.00 元

打击盗版举报电话：010-59787491　E-mail：WQ @ pmph.com
质量问题联系电话：010-59787234　E-mail：zhiliang @ pmph.com
数字融合服务电话：4001118166　E-mail：zengzhi @ pmph.com

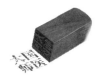

自　序

　　老医今年九十有四，从事中医工作已逾七十年，与中医结缘是此生最大的幸事！我于1948年进入军区医务专科学校学习，战场即是教室，在行军途中便学习运用就地取材的中草药治疗疾病，我曾以葎草、大青叶、蒲公英等清热解毒的草药很快就控制住了战士们的肺炎。在见识到中医简便廉效的优势后，我在医务工作中一直摸索学用中医。直到1956年进入成都中医学院，我成为新中国第一批科班中医，跟随川蜀名医系统研习，再入一线深耕临床，方知中医博大精深！

　　老医虽然资质驽钝，但幸得多位高师指点，工作尚算勤恳，在行医生涯中，积累了一些临床经验，对部分疾病有一点心得体会。好在笔头勤奋，临证之余将点滴经验与感悟都记录下来。并积极响应党和国家的号召，乐于带徒授业，学生们也都将我的一孔之见汇集整理。未曾想集腋成裘，我在临床中较多运用的除湿汤、双补汤等确为良方，对部分妇科、男科、内科疾病的诊治确有佳效，这些也确是老医的千虑一得，故不敢敝帚自珍，望能对读者有所启发。

　　弟子肖战说自2013年便拜我为师，随我临证。他尊师重教，勤奋踏实，刻苦钻研，后考入中国中医科学院深造攻读硕士、博士，业务能力及临床水平与日俱增，协助我完成了这本经验集的整理撰写工作。

　　本书即将付梓，承蒙重庆市中医院领导亲切关怀，中医院图书馆提供了宝贵的资料，不同时期的学生们整理了我的医案及经验，在此一并致谢！最后也要感谢我夫人何冰洁女士数十年的陪伴，我有的一点微末的成绩与她无微不至的关心和默默的支持是分不开的。

然由于时间仓促，准备不甚充分，整理不甚精细，若有不足之处，望阅者指正。

段玉亭

壬寅年春于重庆

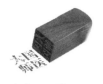

目 录

第一章 医家小传

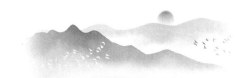

穷且益坚，君子如松名雅亭

我于 1928 年生于安徽省界首市。父亲给我取名叫段世兴，反映了当时一位农民对于兴世太平的渴望。母亲没有名字，虽目不识丁，但勤劳持家。

我家世代务农，生活贫穷艰苦。一岁时父母便将我送到有十余亩地的外婆家寄养，读小学时才回家住。我家兄妹六人，我行大，放学后帮着父母亲干农活和照顾弟妹们。上学时因为家穷，被同学用笔尖猛刺大腿，当时血流不止，后来大腿肿痛溃脓疼痛难忍，父亲请当地的中医治疗，开了内服和外敷的中药，疼痛很快止住，伤口也很快地愈合，至今大腿的瘢痕还在。这是我第一次接触中医药，见识了它的神奇疗效。

1945 年开始，我再次回到学校，在学校里我抓紧一切学习机会，经常向老师们请教不懂的问题。至今仍然记得我的语文老师庄廉洁先生，瘦高个子，面容坚毅，给我们上课时总是一席长衫，文质彬彬，打着补丁的蓝黑布料洗得发白。他讲课引经据典，谈吐不凡。课间时我会请教他一些问题，因此也和庄老师接触很多，他也了解我的情况。有一次下课后，他把我叫到他的办公室，他说："世兴，虽然你家境贫寒，却不坠坚韧之志，逆境中仍有求学上进之心，实属难能可贵！君子虽然贫困，但当如亭亭山上之松，有高雅之姿。老师给你改个名字叫作'雅亭'如何？"我连忙点头应允。后填户籍时误写成"段亚亭"，也就没有再改，但我仍然记得庄老师说的那句话，君子当如亭亭山上之松，有高雅之姿！

从戎学医，行军途中练本领

1948 年，我有幸进入军区医务专科学校学习。行军途中医药稀缺，多数时候治病只能就地采些中草药，但收效极好，我开始关注中医药。我向班长表达了想要进一步了解中医药的想法。过了几周，班长找来两本巴掌大小的书送给我,一本是《中草药手册》,另一本是针灸治疗方面的。我就读着这两本书,开始了我的中医学习之路。

成都深造,拜师雨农勤耕耘

1953年初,我转业到四川省自贡市,先在市公费医疗办公室工作,后调至自流井区卫生科。在此期间,我寻访了自流井地区著名老中医。他们大多开着自己的诊所,我邀请他们加入联合诊所,也有机会向他们请教学习中医知识。1956年我考入成都中医学院(现成都中医药大学)医疗系六年制,成为新中国成立后第一批中医本科学生。

虽然学校的设备简陋,但给我们授课的都是川渝之地的大医家,如李斯炽、卓雨农、邓绍先、侯占元、陈达夫、彭履祥等。在这里学习让我有一种"海阔凭鱼跃,天高任鸟飞"之感!

第一年学习课程多且中医经典也较多,如《中医基础理论》中大段的医古文难理解也难背,虽然在行医过程中接触过中药,但仅停留在单方验方的使用水平。但我不畏难,将《中医基础理论》中的经典条文都抄在小卡片上,有空就记、就背。后来开始学习四大经典时,古文便不再是难关,再加上授课老师讲解得深入浅出,我学习十分投入,在经典上下了一番功夫。因此,经典学得比较扎实,在学习临床内、外、妇、儿科课程时,也就感觉到颇为轻松。

中医妇科学课程是由著名中医妇科专家卓雨农教授讲的。卓师有"卓半城"之美誉,他授课时结合中医理论与自己的临证经验,讲得十分生动。我至今记得他讲到崩漏时举了自己的一则医案。卓师至成都某医大妇科会诊,患者崩漏日久,出血量多,已极度虚弱,采用各种西药止血无效,出血没能控制。他辨证属阴虚内热、气血不足证,予清热凉血、益气养阴之法以固经止崩,方用二地汤加味。生地、玄参、白芍、地骨皮、阿胶、焦艾、乌贼骨、茜草炭、西洋参。药服3剂后血止,再服3剂巩固疗效,病愈出院。卓师上课中讲的每一则医案都闪耀着智慧之光,我对卓师十分崇拜,只要学校没课的时候,我便去跟随卓师门诊。随他侍诊的三年中,在其指导下我通览了中医妇科典籍,尤其在《傅青主女科》一书中下的功夫最深,并且经常带着问题在门诊或者到卓师的住处向他请教。卓师都一一答疑解惑。这期间我写下了数十本跟诊笔记与读书心得。卓师虽内、外、妇、儿各科皆精通,但他的妇科患者最多,他担心我可能"偏科",为了夯实我的中医内科基础,把我介绍到了他的好友彭履祥教授处,让我同时跟随彭师学习内科杂病的临床治疗。这些都为我之后从事中医工作打下了坚实的基础。

临毕业前,卓师赠送我一本他的著作《中医妇科学》,并题词"段雅亭同学惠存,老师卓雨农赠"。1963 年,我调入重庆市第二中医院后不久,惊闻卓师仙逝噩耗,顿觉心下悲痛,老师正值壮年却遭天妒!现每念及卓师音容笑貌,都扼腕叹息。

重庆业医,甲子岐黄为人民

1962 年,从成都中医学院顺利毕业后,我怀着满腔热忱投入到新中国中医药事业的建设中。起初,我被分配到自贡市人民医院,次年因工作需要调至重庆市第二中医院。1964 年春,重庆市第二中医院成立了妇科门诊,很多同志更愿意在内科工作,我主动请缨担任妇科专职医师。院领导了解到我在读书期间师从卓雨农教授,对于妇科常见病的诊疗有一定的经验,让我主事妇科,兼看内科。这时恰逢成都中医学院王庭富和曾敬光两位老师到我院带教,工作室设在中医妇科,我也有幸再次向母校著名的妇科老师学习。当时我每周会有三天下午去重庆市第一人民医院妇科学习妇科检查等现代医学技术,这期间诊治了大量的妇科患者,积累了较多中医药治疗妇科疾病的经验。

1965 年底,我院开展了垫江县等贫困地区巡回医疗。我担任中医医疗队长,对当地农民进行普查。大多农民贫病交加,当地缺医少药,我们尽量采用当地能采到的中草药和针灸治疗。同时我还组织我们巡回医疗队成员给基层中医师上课,临床带教,在一定程度上提高了当地医疗水平。

1966年,我担任门诊部主任,全面负责中医门诊工作,一方面紧抓门诊部工作,使其能井然有序地正常运行,另一方面尽最大可能地保护我院名老中医专家不受当时情势所迫,而能安心工作。

1971年,我调入重庆市卫生局中医科。这是重庆市卫生工作的困难时期,更是中医工作最困难的时期,面临着老中医大量减员、临床人才稀缺、经费极少、区县少有中医院等诸多问题。为了缓解中医人才极度匮乏的燃眉之急,我和部队卫生处在枇杷山公园举办了十一期西学中班,为部队和地方培养了千余名中西医结合人才。因特殊时期,重庆中医学校被迫停止招生。为了恢复中医学校,我和有关同志们多次向上级部门反映,并邀请成都中医学院在重庆设立了函授站,为重庆培养和提高了大批中医药人才。我还到各区县协助建立中医院,协助宦世安老恢复了重庆市中医学会并成立了重庆市针灸学会,学术组织的成立使广大中医师们更加有了归属感。

随着很多临床水平高超的老中医故去,继承他们的宝贵经验显得尤为重要。为了抢救名老中医的临床经验,我多次邀请名老中医参加交流会,请他们分享自己的临证经验,并常去医院和家中拜访他们,向他们学习请教,请他们写下自己独到的临床见解。他们或亲笔书写,或口述由弟子代笔,奉献了多篇临床经验。这也让我在那个特殊时期与名老中医有了更多的接触,学习了他们更多的临床绝技。我将他们的临床经验文章集结成册,在内部刊行了七册《重庆市老中医经验交流会资料选编》。其中记载了陈源生老中医创制的名方柴芍龙牡汤,龚志贤老中医运用济生乌梅丸的经验等,受到广大医务工作者的好评。

我意识到中医在继承经典的基础上,还需要一部分人员进行中医的现代化研究,于是将重庆市第一中医院改建为重庆市中医研究所,不仅进行中医诊疗,同时开展了多项包括基础、临床、老中医经验继承的相关中医研究,近几十年来也取得了较多成果。

虽身兼行政职务,但我从未脱离临床一线。为了进一步全身心投入中医临床,我于1984年调回重庆市中医院,全身心投入中医的医、教、研工作。

1990年,我退而不休,被国家任命为"全国老中医药专家学术经验继承工作指导老师",后来还带教了多名年轻中医。

今年我已94岁,从事临床工作70余年,至去年才因病停诊,患者得到康复是对我最大的安慰。在临床中深耕日久,更感不足。在停诊之前每日我至少用4小时学习及写作,总结临证经验。现身体渐差,每日写作时间减少,但仍然看业务相关书籍,阅读报刊,关心国内大事。新冠疫情肆虐期间,恨不能身赴一线,奈何年迈体衰,只能积极献方献策。

我活着一天,我就为中医事业奋斗一天,生命不止,中医事业长存,我对中医事业情有独钟。

第二章 学术思想概要

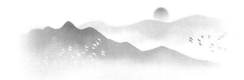

学古不泥，融通诸家

（一）以《内经》为根基，巧治妇科疾病

段老重视经典研究。他言道：中医临床需要从经典医籍中吸取营养，唯有如此才能是有源之水，有本之木。如对于妇科疾病的治疗，《黄帝内经》（简称《内经》）精辟地阐述了妇女的生理特点与病因病机。段老认为，《素问·上古天真论》女子七岁节律的论述，能很好地指导临床。"女子七岁，肾气盛，齿更发长；二七天癸至，任脉通，太冲脉盛，月事以时下，故有子"，针对少女及青年女性此时的生理特点，治疗上见虚象亦不宜峻补，仅需清补肾气，扶助奇经，酌情用药；"七七任脉虚，太冲脉衰少，天癸竭……"针对老年妇女肝肾衰惫，天癸虚衰的生理特点，在常规治疗上辅以填补肝肾，补益天癸。《素问·骨空论》所载"冲脉为病，逆气里急""任脉为病……女子带下瘕聚""督脉为病……女子不孕"，明确了妇科疾病的任、督、冲脉病变的症状，冲为血海，任主胞胎，督司阳气。段老认为，任、督、冲脉与妇科疾病密切相关。在临床中，若女性患者有气上冲之感，面部烘热、脑热头晕等症状，段老会考虑加用平冲之药，如桂枝、牛膝、赭石、龙骨等；对于不孕患者，段老认为其或多或少均有肾虚及督脉衰弱的病机，因此会在辨证论治的基础上，稍佐补肾或温督之药，如龟甲胶、鹿角霜、紫河车、菟丝子等。段老多年研习《内经》，在临床上多以其中理论指导临床，多收获良效。

（二）精研三张一傅，博采更有创新

段老的学术思想以《内经》为根基，博及医源，广览群书，通融诸家。在妇科疾病的诊疗中更是精研张仲景、张景岳、张锡纯、傅青主四位医家的思想。《金匮要略》妇人病三篇，段老谓之"言简意赅理妙，药精方巧效宏"，在临床中常用此三篇中的方药，疗效甚佳：用桂枝茯苓丸合当归芍药散为基础方治疗多囊卵巢综合征、盆腔炎、子宫肌瘤等多种"癥瘕"类妇科疾病；用温经汤合柴胡加龙牡汤治疗子宫内膜异位症；用肾气丸配合后世时方泰山磐石丸、所以载丸治疗习惯性流产。张景岳所著《妇人规》特色鲜明，核心思想为重视八纲、调补脾肾。段老指出，张景岳从虚实阴阳把握疾病病机是纲领性辨证要点，"若欲调其既病，则惟虚实阴阳四者为要。"段老在治疗经、带、胎病均首辨阴阳，再分虚、实两端，次辨寒、热多少，后辨别脏腑所在。而其中对于妇科脏腑病机的把握，段老认为脾肾为先，尤其对于妇科疑难杂病，常从脾肾着手，往往收到奇效。段老临床调经多崇景岳之法，多用锡纯之方。段老总结张锡纯治疗妇科疾病经验主要为四法：调理奇经冲脉，填补大气亏虚，固护脾胃之弱，灵活活血化瘀。《医学衷中参西录·治女科方》所载方剂，段老临床常信手化裁用之：安冲汤为段老治疗难治性子宫功能性出血的基本方；段老常以理冲汤中黄芪、知母对药填补大气虚损治，疗患者经期疲倦乏力；段老不仅以温冲汤治疗不孕症，亦用其治疗男女性欲减退。《傅青主女科》是段老临证逾70年从未释手的医籍，谓其常读常新。段老师其法，治肝以疏肝郁、补肝血为主，滋肾以培补阴阳为要，理脾以补脾气利水邪。傅氏两脏同调之法，段老也常采用之，如疏肝配伍理脾的完带汤法；用"肾气能固，则阴火必来生脾"之理温肾以暖脾。傅氏女科的另一大特点为"利腰脐气"理论，段老认为腰脐归属于脾胃，部位处于带脉并前通任脉后达督脉，通过利腰脐能够补脾胃，调理任、督、冲三脉。段老治疗带下病，常重用白术以利腰脐止带，治疗冲任失调崩漏诸证亦辅以利腰脐法。

段老治疗疾病疗效确切，与其对于经典的把握精准到位密切相关。他反复强调，要以中医经典理论指导临床，如此才能游刃有余。

重视脾肾，治疗疑难

（一）补脾胃充后天以资化源，滋肾水培天癸以养冲任

段老指出，肾、脾两脏为人之先后天之本。脾运化水谷，化生气血，充养后天之气，濡养脏腑经络；气血得充，脾气得固，能统摄血液致使

血行其道；在经络循行上，足太阴经筋记载"上循阴股，结于髀，聚于阴器"，联系胞宫，因此脾脏与胞宫所主之经、带、孕、产、育密切相关，脾所生所统之血，直接为胞宫的行经、胎孕提供物质基础。肾为元阴元阳之根，所藏精气是人体生长发育与生殖繁衍之根本，"精不泄，化清血"，精亦为化血之源，《素问·奇病论》"胞络者，系于肾"，肾气足，天癸充，亦为胞宫的行经、胎孕提供物质基础。冲、任二脉起于胞宫，下出会阴：冲脉"渗诸阳"，"渗三阴"为"十二经之海"，亦为"血海"；任脉为"阴脉之海""主胞胎"，为妇女妊娠之本。《医学源流论·妇科论》："凡治妇人病，必先明冲任之脉。"冲任功能失调是妇科疾病的基础。而通过补肾气能够培育天癸，营养胞宫，自能补养冲任。段老在临床中，尤其是在妇科病的治疗中，牢牢抓住脾、肾这两个关键点，提出了"补脾胃充后天以资化源，滋肾水培天癸以养冲任"的治疗脾肾观点，使先天养后天，后天助先天，脾、肾两脏相互滋生，相互促进。

如对于闭经的认识，段老指出首分虚实两端，不可见闭塞而以破血之药疏通，若脾胃虚弱，无以化源下行经血，则应补益脾胃。段老曾治疗一青年女性，25岁，闭经2年余，追问病史，曾因2年前服用减肥药，体重由70kg减至48kg后，停经。刻下症见：白日疲倦，少气懒言，平素食少纳差，舌淡薄，脉沉细若无。段老言此患者为脾胃受损，无力化血，治疗以补脾气兼以养血为要。方用滋生汤合圣愈汤加减，治疗5个月后月经来潮后继续间断调治约3年，患者体重增至55kg。

又如段老对白崩病的治疗。他认为虚损为此病核心，心、脾、肝、肾均有受损，其本在肾，因此治疗此病，补肾为关键治法。其治疗一女性，22岁，白带增多7年余，加重6个月。刻下症见：带下量多，质地清稀，久立久行后，白带如崩如注，浸湿内外裤，无异味，阴部无痛痒，自感白天精神稍差，易疲倦，平素月经正常，纳、眠可，二便调，舌淡红，苔薄白，脉沉迟尺弱。段老言此患者为先天略虚，肾阳虚损，无以温煦下元之虚，无以固涩已崩之液。治疗上以温养肾阳为法，方药以右归丸合五子衍宗汤加减。方中重用鹿角霜温补肾阳,治疗2个月,患者痊愈。随访至今白带正常。

对于不孕症的治疗,段老认为脾肾亏虚为本,治疗大法不离补肾健脾。他曾治疗一欲生二胎的中年女性,44岁,解除避孕3年后未孕。子宫输卵管碘油造影提示"左侧输卵管通而不畅"。B超监测排卵示排卵正常。产育史:孕1产1;月经史:初潮14岁,周期31天,经期4天,经色淡、量少,经期腰酸,下腹冷痛,舌淡暗、苔薄白,脉弦细。段老认为,此患者属脾肾不足,兼有瘀血。方用温冲汤、六味地黄丸、苁蓉菟丝子丸调整加减化裁,连续治疗8个月后怀孕。

(二)知常达变方为上,善补肾气治难症

段老指出,肾为先天之本,又主藏精气,它是机体生长发育的动力。以女子而言,肾气充足,冲任脉充盛才有行经孕育的能力。在治疗很多疑难病时,用鼓舞肾气治法,往往能收到佳效。

临床上遇到肾精或肾气不足时,女性可能出现月经初潮推迟或月经不调,或闭经、带下,不孕,腰痛疾病,因此,补肾法是治疗妇科疾病的重要法则。尤其是女子的青春期肾脏精气未充、老年妇女围绝经期肾脏精气衰弱,以及许多难治性疾病,补肾法是重要的治疗措施。

补肾法有滋补和温补之分。肾阴虚宜滋肾益精,肾阳虚宜温肾助阳。阴阳俱虚宜并补之。补肾阴用六味地黄丸加减:若肾虚咳喘,痰多加五味子、川贝母;肾虚火旺加知母、黄柏;肝肾不足,头晕眼花加枸杞子、菊花;肾虚潮热盗汗加麦冬、地骨皮。本方是滋阴补肾的基础方。临床随症加减适用于月经不调、围绝经期综合征等证属肾阴亏损的疾病。

补肾阳用温阳补肾法。方药:肾气丸加减,以丸剂缓服,每次1丸,每日2次。本方温补肾阳,常用于肾阳不足、腰冷痛、少腹胀痛、小便不利、夜尿多、阳痿早泄,妇女闭经、月经量少等。方解:方中桂枝、附子温肾补阳,熟地黄、山药、山茱萸滋补肾阴,泽泻、牡丹皮、茯苓清热利湿。加味:腰痛加杜仲、川续断,阳痿加淫羊藿、鹿角胶。

补肾法在临床上运用十分广泛,援举验案数例介绍于下。

案1 肾虚不育

王某,男,29岁。婚后夫妻同居6年不育,妻已排除外科、妇科疾病。患者畏寒肢冷,腰膝酸软无力,面白唇淡,少腹有冷感,神疲,蜷卧,阳痿;舌质淡,苔薄白,脉沉而细;精子活动率在25%左右,活动力差。

辨证:肾阳虚,命门火衰(不育症)。

治法:温肾壮阳。

方药:附子、熟地、肉桂、山茱萸、山药、杜仲、枸杞子、川断、破故纸、甘草。服法:上药煎服,每日1剂。

经上方加减服40余剂,精子活动率为70%,性生活较为满意。后服桂附地黄丸调理,第二年其妻受孕。

按:肾为水火之脏,因房事过度,命门火衰而致不育,采用温肾壮阳法,取得满意效果。

案2 相火妄动

李某,女,56岁,1986年1月21日初诊。

患者自觉少腹灼热如火燎,夜间加重,难以入眠,下肢无力,消瘦。曾服中药10余剂,效不显。舌红无苔,脉弦长。

辨证:肾阳亏损,相火妄动。

治法:滋阴清相火。

方药:黄柏、知母、生地、枸杞子、牛膝、玄参、女贞子、菟丝子、龟板、甘草。服法:上药煎服,每日1剂。

服药6剂后,少腹热大减,微腹泻。上方加山药继服12剂,少腹热消失。再以前方加石斛服6剂病愈。

按:肾属水,藏精,以精血为物质基础,如房事过度,则精亏火动,故用滋肾清火法而愈。

案 3　阳虚水肿

某女,26 岁,1983 年 2 月 10 日初诊。

患慢性肾炎 3 年,近日加剧,头面、四肢浮肿,下肢较甚,腰酸胀疼痛,小便短少,混浊如橘汁样,怕冷,低热,头昏,心悸,耳鸣;舌根苔微黄腻,脉迟。尿常规:蛋白 ++,红细胞 +++。

辨证:肾阳虚水肿。

治法:温肾利水。

方药:白茅根、生薏苡仁、赤小豆、熟附片、茯苓、白芍、白术、党参、生麻黄、甘草、浮萍。服法:上药煎服,每日 1 剂。

连服 6 剂,热退神清,尿转清长,浮肿消退,腰酸胀疼痛大减。继服 30 剂,尿常规恢复正常。

按:肾为水火之脏,肾虚火衰,水运失常,水泛而肿,用温肾利水法治愈。

案 4　慢性咳喘

刘某,男,58 岁,1986 年 1 月 20 日初诊。

慢性咳喘病史 10 年余,每年入冬即发,入夏症减,近月咳喘发作,咳甚不能平卧,不得入眠。咳痰量少,色白,口干欲饮,面色白,神疲肢冷畏寒,大便稀,小便清长,夜 2～5 次。平时易感冒,动则出汗而喘,诊其舌淡胖,苔白腻,脉沉细。

辨证:脾肾阳虚。

治法:温肾健脾益气。

方药:附片、干姜、川断、破故纸、菟丝子、仙灵脾、党参、黄芪、白术、陈皮、紫菀、款冬花、甘草。服法:上药煎服,每日 1 剂。

上方加减服 50 余剂,症状大减。前方加寄生再服 6 剂,症状消失未再发。

按:肾脾阳虚,运化失常,痰阻胸肺。故用补阳法,以达到温肾益脾的目的。

案5　尿失禁

王某，女，22岁。患者15年前（6岁时）因外伤后出现小便失禁，经多方治疗，未见好转。现状：精神萎靡，面容憔悴。自觉心悸怔忡，腰酸腿软，小便淋漓，渗漏无时；舌淡苔少，脉细迟弱。

辨证：肾气不固，膀胱失约。

治法：补肾固涩。

方药：黄柏、知母、熟地、锁阳、当归、陈皮、白芍、牛膝、龟板、黄芪、杜仲、菟丝子、山药、枸杞子、补骨脂、益智。

服法：上药为末，蜜制为丸，每10mg，早、晚各1次，用猪脊背骨熬汤送服。服药半年后，随访二便次数基本正常，3年后病愈，并已结婚。

按：肾为水火之脏，肾虚气不固，膀胱失约，故用补肾法长期治疗有效。

案6　脱发

徐某，女，16岁，1987年3月初诊。

患者1年前开始脱发，先从枕部和头顶开始，最后全部脱光，头皮光滑无皱褶，西医诊断为"斑秃"。脉细，双尺稍弱，舌质淡，苔薄白；有时口苦、胁闷、头晕、腰酸、经来色暗腹痛等。

辨证：肾虚肝郁，营血虚损。

治法：益肾疏肝，补气养血。

方药：生地、山茱萸、川芎、白芍、当归、党参、白术、茯苓、制首乌、女贞子、柴胡、旱莲草、甘草。

服法：上药煎服，日1剂。服药20余剂后，头发长出，色黑与正常无异，随访2年未再脱发。

按：肝藏血，肾藏精，精血同源，发为血之余，若营血不足，则发失养而脱，故用滋肾调肝、益气养血之法而取效。

三因制宜，除湿为上

（一）四面环山两江绕，湿热相蒸是病机

段老长期在重庆工作，深谙重庆的地理特征。重庆地处四川盆地东南丘陵山区，且四面环山，有"山城"之称；地面散热困难，常年炎热，又有"火炉"之称。而除四面环山的特点外，重庆被嘉陵江与长江两江环抱，水气盛，湿度大。四面环山，两江环抱的地域特点使重庆城犹如一个蒸屉，热气难散，湿气弥漫，尤其是春夏季节，高温高湿相结而形成浓郁的湿热之气。长期处在湿热气候中，人体出汗不易蒸发，出汗散热效率降低，使得人体卫气功能失常，卫外屏障被破坏，无力抵御外感邪气；而外感湿热之气易直接侵袭人体，阻滞气机、困遏清阳，而表现出困重、腻浊、闷胀等症状。湿热邪气蕴于肌表，汗出不畅，重庆人喜食火锅，借其辛香发散之力以发汗。但长期食用辛辣油腻、肥甘厚味之火锅，易使脾失健运，脾气虚损，而肥甘厚腻之品易酿生湿热，致湿热内蕴。外感湿热之邪与内生湿热两邪相合，难解难分，更易致病。

段老通过因时、因地、因人综合分析，认为湿热这一病机普遍存在于重庆患者中，因此，圆机活法提出了除湿的治病思想。或单独以除湿为法，或于辨证论治中佐一两味除湿之品。段老匠心独运，精心拟制了段氏除湿方：藿香、佩兰、石菖蒲、厚朴、炒苍术、生薏苡仁、党参、茯苓、猪苓、甘草，若热甚加用黄连、黄芩、生大黄，栀子。方歌为"除湿藿佩石菖蒲，四君猪苓朴炒苍术，重用薏苡健脾气，泻心连朴加减服"。段老以此方芳香健脾而除湿。因湿热相搏难解难分，段老治疗上先分湿热孰重孰轻：湿重者先以除湿汤祛除湿邪，湿去热孤，再予以清热；若热重者以泻心连朴饮祛除热邪，往往此时湿同热去；而湿热并重者，段老以除湿汤加泻心汤为基础方，清热利湿两相兼顾。

（二）识核心病机难病亦易，用除湿汤方法巧且精

在重庆地区，因为湿热气候的大环境，段老提出了"百病多因湿作

崇"的理论,指出湿热是一核心病机,要把握住这一病机,并牢固树立除湿的治疗理念。段老通过识别湿热核心病机,以除湿汤加减,治疗过多例难病。

曾治疗一例不育症男子,28 岁,结婚 7 年未避孕而未孕。女方各项生育指标正常,男方精液不化,刻下症见:患者体胖,喜食肥甘辛辣食物,嗜酒,喜饮冷饮,疲倦体困,头晕乏力,口干口苦,大便黏,小便黄,睾丸潮湿重坠,舌苔厚腻微黄,脉滑。诊断为不育症,证属湿蕴下焦,治宜健脾化湿育精,方用除湿汤加减。方药:党参 15g,炒白术 15g,茯苓 15g,法半夏 15g,陈皮 15g,厚朴 10g,生薏苡仁 30g,砂仁 6g,泽泻 15g,车前子 15g,佩兰 15g,藿香 15g,黄柏 15g,甘草 5g。3 剂后,疲倦症状、口干口苦减轻,药已中病,后以此方加减治疗 6 个月余,查精液示无异常,继续服药 2 个月,其妻怀孕,后生一男婴,随访至今子体健。

段老把重庆地区人们经常食用火锅后出现的头面生疮、口干口臭、小便黄、大便结燥等症状称为"火锅病",究其根本病机,同样是湿热滞留脾胃,中土不运,气机不畅。段老每以除湿汤利湿清热,兼调气机,收效显著。段老治疗多囊卵巢综合征,指出肾虚为根本,寒、湿、痰、热、瘀为标。而在寒、湿、痰、热、瘀这些病理产物中,重庆患者尤以湿、热为重,针对本地患者的治疗以补肾化湿为基本法;方以段老自拟的双补汤配伍除湿汤为基本方,随症加减,均收获良效。

活血化瘀,兼备五法

段老将活血化瘀法广泛应用于妇科各种疾病中,临证凡具有瘀血表现者,均可运用。女子以血为本,在生理功能上有月经、胎孕、产育、哺乳等,这些功能均通过脏腑气血经络的作用而产生。气血是月经、胎育、乳汁的物质基础,经络是运行气血的通道。只有气血调和、脏腑安和、冲任通盛才能使经、带、胎、产、乳正常。反之则易出现病变,故应以脏腑气血经络为核心,研究肾、心、肝、脾四脏及冲、任、督、带四脉在妇科生理和病理的重要作用。

妇科疾病原因甚多,外因多以寒、热、湿为主。内伤以忧、思、怒多见。由于妇女经、带、胎、产等易伤血使机体出现血不足而气有余的病理状态,上述各种因素致使冲、任两脉损伤。从病机而论,妇女以血为本,生血于脾胃,统属于心,藏于肝,气血相依相附,血随气行,流于经脉循环不息,血气遇冷则凝滞,温则流通,遇热则洋溢,遇火则妄行,如脏腑功能失调也可引发妇科各种疾病。

《灵枢·邪客》说:"营气者,泌其津液,注之于脉,化以为血,以荣四末,内注五脏六腑。"营气和血液行脉中周流不息循环营养全身。由某种病因致血液流通不畅,而凝结瘀滞,形成瘀血,引发各种疾病。瘀血证在临床常见,但临床病机复杂,常与气滞、气虚、寒凝等兼夹而成气滞血瘀、气虚血瘀、寒凝血瘀等,在妇科疾病中则可能出现月经过少、闭经、痛经、癥瘕、产后腹痛、崩漏等症。

针对血瘀证的治疗大法是活血化瘀,但此治法中除活血化瘀之外,还需与理气、补气、扶正等法兼备运用。瘀血证的常用治法有活血化瘀、逐瘀止崩、化瘀理气、化瘀消癥、化瘀扶正法等。这些方法也可组合应用,疗效会更好。

(一)活血化瘀

活血化瘀是治疗妇科瘀血阻滞之大法,凡属血流不畅造成的经、带、胎、产各种疾病均可运用。瘀血阻滞患者因瘀血内着,蕴阻胞宫,新血不归经,致经血淋漓、颜色暗淡或经量偏少。

临床症见:经行量少,不畅,色紫或有血块,少腹疼痛拒按,舌有瘀斑或瘀点,苔白舌下静脉粗紫,脉沉。

治法:活血化瘀,行滞调经。以四物汤为主方,养血活血。若瘀滞明显者加桃仁、红花、川牛膝、王不留行、莪术;气机郁滞者加柴胡、佛手,重者予香附;若阳虚者加桂枝或肉桂;口干苔黄内热明显者,加黄芩、栀子。

（二）逐瘀止崩

本法适用于瘀血凝滞于胞宫引起的崩漏。此类崩漏可因产后余血未尽，或流产残留物阻滞内停胞宫，或胞宫素有癥瘕宿疾，致使瘀血留滞胞宫，气血不能归经而出现离经之血妄行的症状。

临床症见：出血淋漓不断或突然下血量多，夹有血块，少腹疼痛，拒按，瘀块排出则疼痛减轻；舌质暗红，有瘀斑，脉沉。

方用逐瘀止血汤为主，方药组成为当归、川芎、三七、没药、五灵脂、牡丹皮、丹参、阿胶、乌贼骨、牡蛎。方中当归、川芎补血，三七、丹参、牡丹皮、五灵脂、阿胶行瘀止血、镇痛，乌贼骨、牡蛎消瘀止血。本方有祛瘀止痛止血的作用。除此外，还需要注意用药不宜太热，对已有崩漏，活血时宜用偏凉性的活血药。

（三）化瘀理气

本法适用于气滞血瘀痛经。此类痛经由肝气不疏，气机不利，气不能运血畅行，血不能随气流通，冲任脉不畅，经血滞于胞宫所致。

临床症见：经前或经期少腹胀痛，经血紫夹有血块，经量少，淋漓不畅，胸胁作胀；舌质紫暗，脉沉弦。

常用理气药如厚朴、法半夏、赭石、延胡索、沉香、降香等。常用方：血府逐瘀汤加减。方药组成为当归、川芎、赤芍、桃仁、红花、川牛膝、香附、青皮、枳壳、木香、延胡索、甘草。本方多用于气滞血瘀的痛经。方由桃红四物汤、四逆散加减而成。赤芍、川芎、当归活血调经；香附、青皮、枳壳、木香理气行滞；桃仁、红花、川牛膝、延胡索行经止痛。

案 1　痛经

患者，女，24 岁，2013 年 4 月初诊。

痛经 4 年，月经第一天少腹冷，胀痛，经量少，色黑夹有血块，舌质紫有瘀点，脉沉涩。

辨证：气滞血瘀。

治法：活血祛瘀，理气止痛。

方药：血府逐瘀汤加减。

药用：桃仁 15g，红花 15g，当归 15g，川芎 15g，赤芍 15g，柴胡 10g，枳壳 15g，香附 10g，延胡索 10g，川牛膝 10g，吴茱萸 8g，干姜 5g，肉桂 2g。3 剂，日 1 剂，服 3 次。

二诊：服 3 剂后少腹疼痛已止，证药适当，守上方去干姜、吴茱萸、枳壳、延胡索，加党参、熟地、女贞子，再服 5 剂，医嘱少食生冷食物，保持心情愉悦。先后共服 8 剂，痛经未发。

按：本案为由气滞血瘀所致的痛经。方中当归、川芎、赤芍活血调经，柴胡、枳壳、香附理气行滞，桃仁、红花、川牛膝、延胡索行瘀止痛，吴茱萸、干姜、肉桂温经止痛。

案2 闭经

王某，女，32 岁，2014 年 7 月初诊。

月经已停 3 个月，精神郁闷，烦躁易怒，胸胀满，少腹胀痛，舌质紫有瘀点，脉沉弦而涩。

辨证：气滞血瘀。

治法：行气解郁，活血通经。

方药：血府逐瘀汤加减。

药用：桃仁 15g，红花 15g，生地 15g，川芎 15g，赤芍 15g，柴胡 10g，川牛膝 15g，枳壳 15g，香附 15g，青皮 10g，王不留行 30g。3 剂，日 1 剂，分 3 次服。

二诊：服 3 剂后胸腹胀满减轻，心烦腹痛明显好转，食量增加，二便正常。证药适当，守上方去柴胡、枳壳，加益母草、丹参、泽兰，再服 6 剂，服 4 剂后月经来潮。

（四）化瘀消癥

本法适用于气滞血瘀而致癥瘕。癥瘕多因产后胞脉空虚，或行经期风寒侵袭，凝滞气血，或怒伤肝，气逆血瘀，或经后、产后气血凝滞，或七情内伤,气虚血滞等,致使瘀血留滞,积久成癥。

临床症见:积块坚牢,固定不移,疼痛拒按,皮肤不润,月经愆期,口燥不饮;舌边紫暗,苔厚,口干,脉沉涩。

常用方:桂枝茯苓丸加减。方中桂枝性辛通阳,赤芍性苦酸消瘀,茯苓淡渗益脾,牡丹皮、桃仁活血化瘀。桂枝茯苓丸属丸剂本缓,适用于轻证癥瘕。若癥瘕较重,此时还需加用破血散结之药,如皂角刺、土鳖虫、水蛭、三棱、莪术、鳖甲。

(五)化瘀扶正

本法适用于气血亏虚引起的疾病,即虚则补之,以达到治疗目的。气血亏虚多因劳倦过度、饮食失调、脾虚中气不足,不能统血且不能化血,冲任不固,常出现月经量多、月经先期。

临床症见:月经提前,量多,色淡,质清稀,精神疲倦,气短心悸,少腹有空坠感,色质淡,脉虚无力。

治以补气活血、固摄调经之法。常用的补气药诸如人参、党参、黄芪、山药、白术、黄精、大枣、甘草。常配补血药:熟地、何首乌、当归、枸杞子。常用归脾汤加减以补气养血,止血调经。方中黄芪、党参、白术、茯神、甘草健脾益气,当归、龙眼肉温经养血,远志、酸枣仁养血安神。月经量多不止,加血余炭、牡蛎、乌贼骨、三七。

按:段老推崇王清任补气活血法,除在妇科中运用外,在内科杂病多用此法。其代表方剂为补阳还五汤,援举一例中风后遗症。

王某,男,56岁,2011年5月初诊。

患者1年前中风,左侧肢体偏枯不用,肢软无力,麻木,少气,乏力,行走不便,舌边有瘀点,脉细而涩。

辨病:中风后遗症。

辨证:气虚血滞,脉络瘀阻。

方药:补阳还五汤加减。

药用:黄芪30g,晒参15g,川芎15g,桃仁15g,当归15g,

地龙 10g，赤芍 15g，红花 15g，穿山甲（代）10g，桂枝 10g。3 剂，日 1 剂，水煎。

二诊：服 3 剂后自觉身体有力，肢软无力减轻，二便正常。证药适当，守上方加鸡血藤 30g，牛膝 15g，再服 10 剂。

三诊：服药后气血虚明显好转，自觉肢体有力，能独立行走，饭量增加，为巩固疗效建议做药丸，加桑寄生、补骨脂、巴戟天、益智仁、肉苁蓉、山茱萸、鹿角胶、熟地、大枣、僵蚕、甘草等药做水泛丸，每日 2 次，每次服 10g。再服 3 个疗程。半年后随访，患者肢体活动自如，生活自理，能做一些家务事。

按：中风后遗症，治法益气养血，活血通络。方中黄芪、晒参补气养血，当归、川芎、赤芍、桃仁、红花、地龙活血化瘀，穿山甲（代）、桂枝、僵蚕治肢体麻木，疼痛。

瘀血的产生是由于血行不畅。瘀血内生，不通则痛，瘀血非通不行。根据"气为血帅，血为气母""气行血行"的理论，治疗瘀血应审因论治。活血化瘀法在临床治疗上有着广泛的实用性，用于由瘀血引发的妇科疾病，用活血化瘀法配合其他法则治疗，疗效显著，副作用小。科学研究证实，活血化瘀可改善病灶局部循环，具有软坚、散结、消炎、镇痛的作用。

急危重症，见解独到

急危重症方无定方，祛邪扶正随证治之

段老认为，中医治病并非只是慢病调理，在危急重症的治疗中，中医也能发挥其一定的优势。段老对危急重症的治疗有着独到见解，认为其主要矛盾在正、邪二气上，或以邪气亢盛，或以正气虚极。治疗以祛邪扶正为指导原则，段老常言："保得一分正气，留得一分生机；祛除一分邪气，多得一丝契机。"段老以"观其脉症，知犯何逆，随证治之"为宗旨，因急危重症势急且险，需要医者有丰富的经验，应法无定法、灵活变通，具体问题具体分析,不可拘泥。

案1 祛邪气为先,疏肝解毒治胰腺炎

段老提出祛邪扶正是治疗危急重症的指导原则,曾以祛邪为主要手段,以自拟清胰汤治疗急慢性胰腺炎6例。现举段老治疗急性胰腺炎一案如下。

甘某,女,58岁。

上午8时,突发性右上腹持续疼痛,向背部放射,恶心呕吐。遂就诊于外院门诊,诊断为"急性胰腺炎",嘱即刻住院诊治。因患者经济困难而求治于段老。

刻下症见:突发性右上腹持续疼痛、压痛,向背部放射,恶心呕吐,腹胀,便秘,发热,苔薄黄,脉细数。

辨证:肝郁气滞。

治法:疏肝理气,行气止痛,清热解毒。

方药:清胰汤。

药用:柴胡15g,郁金15g,法半夏15g,川楝子15g,金银花15g,蒲公英15g,红藤15g,全瓜蒌30g,黄芩15g,生大黄(后下)10g,白芍30g,甘草10g。下午2时开始服药,分3次服完,晚8时许诸症明显好转,腹痛大减,呕吐停止,大便已解。

继用前方去生大黄、法半夏,加连翘15g,大青叶20g,再服2剂,3天后诸症消失。随访3个月未再复发。

按:此例患者因之前饮食不节,热邪壅滞中焦,气机升降失调,肝气不疏,腑气不畅,段老认为此时为邪气亢盛之机,故以祛邪为首要,用自拟清胰汤疏肝行气,清热解毒,仅1剂之功,便化险为夷。数剂之后,此例胰腺炎的急危重症患者转危为安。

案2 扶正气为法,回阳救逆治小儿泄泻

段老针对正气虚极的危急重症,以扶助真阳为首要。其曾治疗一真阳衰微之小儿泄泻。

患儿,男,9个月。

时逢炎夏,母喂以冰水后,陡然水泻,日达十数次,小溲时亦有水粪溢出,发热39℃。曾在外院诊为"秋泻",给予输液、口服西药等治疗,时经2日仍无好转,大便洞泻无度,额汗不止,呼吸短促,四肢厥逆,遂求段老诊治。

刻下症见:舌质淡,苔白滑腻,指纹淡滞达命关,脉微弱。

诊断:小儿泄泻(真阳骤陷之洞泻,属虚脱危证)。

辨证:阴寒内盛。

治宜回阳救逆。

方药:人参四逆汤加味。

药用:红参粉(兑服)2g,制附片(先煎2小时)5g,干姜2g,炙甘草5g,粟壳5g,车前子15g。1剂,水煎服。

初诊后下利减少,可进少许米羹,面色稍转红润,额汗收敛,气促乃定,四肢回温,体温降至37.5℃。危候虽解,但阳虚仍存。二诊方用人参附子理中汤加减:党参、炒白术、陈皮各6g,制附片(先煎2小时)5g,炙炙甘草1.5g,干姜2g,茯苓8g。2剂后患儿精神渐振,饮食稍增,大便溏稀(每日2~3次),洞泻已止。脉搏平调,指纹淡滞已近风关,体温正常,呼吸均匀。病势已寒散阳回,趋于稳定,但泻后脾胃虚弱,是所必然。方用参苓白术散加减,益气健脾,和胃渗湿。3天后,诸症悉除。

按:此例患儿先天禀赋不足,素体偏虚,夏日湿胜之季,误食冷饮,以致寒湿内伏,肠胃受戕伐,传变神速,至真阳衰微之危候。段老审证精微,胆大心细,即拟扶正气补真阳为大法,采用人参四逆汤挽救真阳,后以人参附子理中汤温补脾肾,继用参苓白术散健脾和胃渗湿收功。

第三章 方药运用

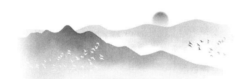

第一节 用药心法

一、虫类药的运用

虫类药是指药用动物的干燥全体、除去内脏的动物体或部分动物的分泌物、排泄物、生理或病理产物，以及虫类加工品。我国古代医家记载了大量临证运用虫类药的治疗经验：早在《五十二病方》就有虫类药使用经验介绍；《神农本草经》记载了虫类药20余种，在论述药物功效方面精辟可信；《金匮要略》更加具体地将虫类药组成方剂用于治疗各种疾病，其中有7方共应用虫类药物10种；《本草纲目》中专列"虫部"，载药百余味，至此古代医家对虫类药的认识及运用有了更进一步的发展。

虫类药具有攻坚破积、活血祛瘀、宣痹止痛、搜风剔络、行气活血、消痈散肿、补益扶正等多种功效。其为血肉有情之品，且性喜攻逐走窜，通经达络，搜剔疏利、无处不至，又因其与人类体质比较接近，容易吸收和利用，具有独特的治疗效果，非草木类药物所能及。故各医家对运用虫类药治疗疾病非常重视。临床上如果正确认识，合理配伍应用，虫类药效专力宏，常常能事半功倍。

段老善用多种虫类药治疗内科、妇科、男科等多种顽难痼疾，每能得心应手，其临床辨治有独到之处。

（一）全蝎

全蝎味辛、咸，性平，有毒，归肝经，能息风止痉、解毒散结、通络止痛，主要用于治疗小儿急慢惊风、抽搐痉挛、中风口㖞、半身不遂、破伤风症、风湿顽痹、偏正头痛、疮疡、瘰疬等病症。《本草纲目》载其治"小儿惊痫风搐，大人痎疟，耳聋疝气，诸风疮，女人带下阴脱……蝎乃治风要药。"《景岳全书·本草正》言其"治中风诸风，开风痰"。

段老认为，全蝎在息风止痉、搜剔通络等方面即有专长，常与蜈蚣、地龙相配以增强其息风止痉、化痰散瘀之力。因"风为百病之长""痰为百病之母""难病久病多责之瘀"，临床所见之中风、面瘫、癫狂、惊厥等病症均与风、痰、瘀三邪互结有关,因此选用这三者配合。若风痰壅盛者,多配以涤痰开窍、息风止痉药;若瘀阻脉络者,则配以丹参、三七粉、川芎等活血通络之品;肝阴不足,肝阳上亢,肝风内动者,多配以天麻、白芍、珍珠母、龙骨、牡蛎平肝潜阳,息风止痉。此外,段老还创造性地运用全蝎治疗顽固性失眠,疗效甚佳。

1. 息风止痉

验案 伍某,女,48岁。患外伤性癫痫4年,稍有情志不遂或劳累可诱发,每次持续数分钟至1小时,四肢抽搐,角弓反张,口吐痰涎,小便失禁。近2年出现夜间齘齿,并逐日加重,除抽搐时外,每夜必作,齘齿尖声刺耳,直到家人用力推醒后方止,但入睡后继作。白天神疲乏力,两腮关节肌肉酸痛,日久牙齿逐渐错位,齿面釉质磨损,本质暴露,边缘尖锐,常划破口腔黏膜,以致冷热酸甜难进,口垫纱布和专制牙托以图减少口齿磨损仍无济于事,必定期到口腔专科进行修补,市内各大医院治疗无效,专程来诊。视患者形瘦神萎,面黄少华,动作迟缓,反应迟钝,舌质嫩红,边有齿痕,苔白,脉弦细。

诊断:癫痫齘齿。

辨证:气阴双亏,风痰内盛。

治法:益气养阴,涤痰开窍,息风止痉。

药用:太子参30g,菖蒲12g,制远志12g,郁金12g,乌梅30g,白芍30g,木瓜30g,蜈蚣3条,酸枣仁15g,僵蚕15g,地龙30g,龙骨30g,牡蛎30g,甘草3g。

按:方中菖蒲、郁金、制远志助蜈蚣、地龙、僵蚕豁痰开窍,息风止痉;乌梅、木瓜、白芍、甘草酸甘缓急;龙骨、牡蛎、酸枣仁重镇宁心安神定惊;太子参益气养阴而扶正。服药3剂齘齿即止,继服3剂巩固疗效,随访至今,癫痫未再发作,记忆力、反应力均有明显改善。

2. 通络牵正

验案1 古某,男,39岁。2天前当风钓鱼后,次日凌晨即感左侧面部肌肉麻木,红肿,口眼向右侧歪斜,闭目不合,口角流涎,血压及四肢功能无异常。

诊断:面瘫。

辨证:肺卫失和,腠理不密,风痰内侵。

治法:清热涤痰,息风通络。

药用:天麻12g,白附子12g,胆南星12g,僵蚕12g,地龙30g,全蝎(研冲)10g,蜈蚣3条,络石藤30g,伸筋草30g,舒筋草30g,赤芍15g,甘草3g。共服5剂,面瘫治愈。

按:方中全蝎、蜈蚣善走窜,为搜风之药,僵蚕、地龙、胆南星清热涤痰,能解络中之风,天麻、白附子治头面之风,络石藤、伸筋草、舒筋草活络,宣通血脉,使风痰去而脉络通。

验案2 李某,女,27岁,2009年2月13日初诊。患者早上起床时发现左眼流泪并闭合不全,面部患侧肌肉痉挛、抽动、拘紧,有压痛,月经正常,苔薄白,脉弦。经某医院外科检查诊断为"面神经痉挛",服西药后症状未减,遂要求中医治疗,诸症同上。

诊断:面神经痉挛

辨证:风寒侵袭,经络阻滞,经筋收引。

治法:祛风散寒,息风解痉。

药用:天麻10g,钩藤30g(后下),赤芍15g,防风15g,川芎15g,全蝎8g,僵蚕8g,白附子10g,蜈蚣2条,橘络15g,丝瓜络15g,制首乌15g。3剂,水煎服,日1剂,分3次服。

二诊:服3剂后,左眼流泪好转并能闭合,面部痉挛、抽动、拘紧感明显减轻。证药适当,守上方再服3剂。

三诊:服3剂后,面部痉挛、抽动、拘紧感消失,口能吹哨,守上方去防风、川芎、橘络、丝瓜络,加黄芪30g,当归15g,党参30g,增强补气血的药力。3个月后随访,病愈。

按:面神经痉挛是以阵发性面部肌肉抽动或跳动表现为主的一

种顽固性疾病。《内经》云，"诸风掉眩，皆属于肝，诸寒收引，皆属于肾"，说明本病的发生与肝、肾关系密切。本案患者因七情所伤，劳累过度，产后失血，外受风寒，阻滞经脉而得病。方中防风、天麻、钩藤祛风散寒，川芎、赤芍活血化瘀，蜈蚣、全蝎、僵蚕祛风通络，平肝息风，白附子祛风散寒、定惊止痛，橘络、丝瓜络行气通络，制首乌养血祛风。

3. 安神助眠

验案　谢某，女，40岁。患顽固性失眠2年余，甚则彻夜不寐，伴头痛心烦、口苦、身倦肢软，月经量多，舌红少苔，脉细无力，此为肝阴不足，肝血亏虚，心神失养所致。投酸枣仁汤合黄连阿胶鸡子黄汤加全蝎、白芍、栀子，连服20剂，证平寐安。

按：本案中年女性失眠、心烦总属心神失养，伴见头痛、口苦、经少、舌红少苔、脉细，属肝阴不足、肝血亏虚之故，因此以酸枣仁汤合黄连阿胶鸡子黄汤，使肝阴得滋、肝血得补、心神得养，方中加入全蝎既止头痛，又安神助眠，故疗效显著。

（二）蜈蚣

蜈蚣是段老最常用的虫类药之一，他常用蜈蚣缓急止痛、固肾兴阳。

1. 缓急止痛

段老认为痛证之形成与肝的生理功能关系密切。肝藏血，主筋，主疏泄。若肝郁气滞或肝血不足，肝阴失养则发生气机阻滞，经脉拘急，形成痛证。因此，治疗当疏肝之郁，缓肝之急，求肝之治，解痉止痛。治疗头痛，段老善用独走肝经的蜈蚣配伍全蝎入络搜邪，祛风止痛，缓解痉挛，从而抑制疼痛；段老还常用蜈蚣配伍全蝎、九香虫等治疗胃及十二指肠溃疡、胆石症、泌尿系统结石所致之较剧烈的胃脘、胁肋疼痛，腰腹痛等痛症。常合四逆散、平胃散疏肝和胃，合柴胡疏肝散加金钱草、满天星、鸡内金疏肝利胆排石，合八正散加石韦、海金沙利尿排石通淋等，皆均取得满意效果。在男科病中，段老还习用蜈蚣、全蝎配伍茴香、肉桂等温阳之药治疗阴寒内盛、肝郁气滞所致的腹痛寒疝和阴缩证。

验案1 顾某,男,60岁。患左侧三叉神经痛4年余,以春季为甚,每因工作紧张、外感或牙龈肿痛而诱发,发作多呈突袭性,每日数次,每次数分钟或数小时,左侧头颈疼痛阵阵如裂,如刀刮、棒打,汗出遍身,呻吟不止,口服卡马西平量少无效,量大则头晕目眩,昏昏欲睡,长期影响工作而病退。今由家属搀扶来诊,伴口苦心烦,苔黄脉弦。

诊断:偏头痛。

辨证:肝经郁热,邪伏少阳,阳热亢旺,上扰清窍。

治法:清肝泄热,疏解少阳,清热平亢。

药用:柴胡12g,法半夏12g,黄芩12g,白芍50g,延胡索15g,防风15g,细辛3g,蜈蚣3条,地龙30g,全蝎(研冲)10g,甘草6g。诸药合用,疏肝泻热,透解少阳,解痉止痛。3剂痛止,随访2年未复发。

验案2 祁某,男,60岁。患者素嗜烟酒肥甘之物,2年前因工作不遂与人发生口角后,出现进食过快时吞咽哽噎,并未引起重视,以致发展为每次进食和饮水均吞咽哽噎难下,伴胸闷、食管疼痛,非待哽噎之物呕吐后方减。先后在多家医院行食管吞钡、纤维镜检查,诊断为食管痉挛。症见口淡乏味,纳呆,心烦,苔黄厚腻,脉弦滑。

诊断:噎膈。

辨证:湿热内蕴,痰气交阻,肝胃失和。

治法:清热除湿,疏肝和胃,缓急解痉。

方药:先投除湿汤3剂(方略),腻苔已退,纳食知味,仍吞咽哽噎,改投疏肝和胃、解痉缓急之剂。药用:柴胡12g,栀子12g,菖蒲12g,枳实15g,郁金15g,枇杷叶15g,白芍60g,蜈蚣3条,地龙30g,全蝎(研冲)10g,柿蒂30g,甘草6g。服药4剂,病愈告安。

验案3 熊某,男,75岁。因情志不畅出现阴茎和阴囊内缩2天,并呈阵发性抽搐,腰痛,少腹拘急,焦虑不安,四肢不温,口唇发绀,苔白根腻,脉弦。此为寒滞肝经,阳气内阻,厥阴经脉拘挛内缩所致,即投暖肝散寒、疏肝解痉之品。药用:柴胡12g,枳壳12g,苡仁30g,

白芍 60g,吴茱萸 6g,肉桂 10g,黄柏 10g,小茴香 9g,蜈蚣 3 条,全蝎（研冲）10g,甘草 30g。方中：蜈蚣、全蝎合四逆散,重用芍药甘草汤直入肝经,疏肝缓急,解痉止痛；吴茱萸、肉桂、小茴香暖肝散寒,温通其阳；苡仁除湿；佐黄柏寒热并用,以制肉桂、吴茱萸、小茴香过温伤津之弊。服药 1 次,腹痛顿减,2 剂告安。

2. 固肾兴阳

段老在长期临床实践中发现,蜈蚣不仅能解毒散结、息风止痉,还能温肾固涩、壮阳起痿。常用蜈蚣与蜂房、桑螵蛸、水蛭配伍以增强其补肾助阳、固精缩尿之功效,治疗男子阳痿、滑泄、遗精,女子带下清稀及肾虚失固、膀胱失约所致遗溺、尿频等症。其中蜂房不仅能温阳益肾、缩尿摄精,亦能攻毒疗疮、散肿止痛。

验案 1 周某,男,37 岁。阳痿病史 1 年,近半个月因工作过度紧张出现滑精,欲念即泄,或久坐、久立及排便时均有精液滑出,头晕耳鸣目花,腰膝酸软,苔白厚腻,脉滑。

诊断：滑精。

辨证：脾肾两虚,湿热内蕴,扰动精室,精关不固。

治法：补益脾肾,清利湿热,固涩精关。

方药：先投除湿汤合温阳药运脾除湿,腻苔退后,投双补汤固肾涩精。药用：党参 30g,淫羊藿 30g,巴戟天 15g,仙茅 12g,补骨脂 15g,龟甲胶（烊化）15g,鹿角胶 15g,龙骨 30g,牡蛎 30g,金樱子 30g,芡实 30g,桑螵蛸 30g,蜂房（研冲）10g。服药 7 剂后滑精控制,继守上方去龙骨、牡蛎、芡实,加蜈蚣 3 条兴阳起痿以扶其损。

验案 2 张某,女,41 岁。患者读初小时曾患"肾炎",在某厂职工医院"治愈"后出现尿频、尿急,小腹憋胀不适,饮水后 5 分钟必排尿,全天小便达数十次,夜尿 6~8 次之多,至 12 岁仍遗尿。若睡眠稍过或有意克制,则小腹憋急胀痛,临厕数次努而不出,非待热敷或按摩小腹后方可缓缓排出,长期睡眠不足,不能乘车和远出,曾先后在几家医院行膀胱镜、肾图、肾功能、尿培养等检查均无异常，诊断为神经性尿频，长期住院，服中药数百剂无效。述头昏畏寒，口干，腰酸，尿道口涩痒，苔薄白，脉细。

诊断：尿频。

辨证：肾阳不足，膀胱气化失调，开阖失司。

治法：温阳固肾，缓急缩尿。

药用：黄芪45g，人参叶30g，山茱萸15g，芡实30g，肉桂10g，白芍60g，桑螵蛸30g，金樱子30g，覆盆子20g，蜈蚣3条，全蝎（研冲）10g，蜂房6g。服上方加减近30剂，小便正常，诸症消失。

（三）地龙

地龙味咸，性寒，归肝、脾、膀胱经。《神农本草经》载其"白颈蚯蚓，味咸寒。主治蛇瘕，去三虫，伏尸、鬼注蛊毒，杀长虫，仍自化作水，生平土。"段老常取其解痉平喘之效治疗慢性支气管炎等慢性肺部感染性疾病，并指出，久咳、久喘之人，其本必虚，其邪必伏，治疗时既需纳气平喘，同时也需用地龙通络解痉平喘。

段老还常取地龙利水通络之功而利尿消肿。地龙利水之功自古也为医家所推崇，《本草纲目》载："其性寒而下行，下行故能利小便"。徐灵胎也在《药性切用》中谈到地龙能"清热利水、解毒制狂"。段老认为，人体水液代谢不仅依赖肺的通调，脾的传输，肾的开阖，三焦决渎，膀胱气化，还与气血密切相关。因血为气之母，气为血之帅，又为水之母，若气血充和，则百病不生，反之气滞则血瘀，血瘀则气停，气滞则水不化，血瘀则水不行，气血互结，痰湿内聚，水湿内停，阻滞脉道，溢于肌肤，停于胁下，积于腹中则形成水肿、悬饮、喘咳、臌胀等疾病。治疗除调理肺脾肾、三焦功能外，还应注意气血，破瘀利水方能获效。因此，地龙配合水蛭可化瘀利水，暗合"血不利则为水"之古训。水蛭不仅能破瘀血、消癥积，还能利水道、泻腑通便，是一味性缓善入，长于通络又专入血分而无伤肺气，痰瘀同治之上品。徐灵胎在《神农本草经百种录》中有言："水蛭最喜食人之血,而性又迟缓善入,迟缓则生血不伤,善入则坚积易破,借其力以攻积久之滞,自有利而无害也。"

验案 周某,女,72 岁。患风湿性心脏病 35 年,高血压心脏病、冠心病 10 年,伴胁下胀痛,咳喘心悸,下肢水肿 7 个月余,在当地某医院经强心、降压、抗感染、平喘、利尿等治疗无效。近 1 个月病情恶化,胸闷心累,喘咳气促,两胁疼痛,腹胀纳呆,水肿尿少,大便 1 周未解。我院 B 超检查:右侧胸腔积液,肝右叶占位性病变,实质性包块 3.6cm×4.7cm 大小,腹水。心电图检查:窦性心律不齐,频发性室性期前收缩,心肌缺血。查血压 180/108mmHg。面色黧黑,唇指发绀,喘累明显,端坐喘息,重度水肿,肩胛以下按之凹陷不起,胁下痞满胀痛,腹部膨隆,腹壁青筋显露,腹围 90cm,肝肋下 4cm,剑突下 6cm,质硬触痛,四肢不温,膝下水肿,舌质暗淡,苔白厚垢腻,脉沉细而结代。

诊断:①心悸;②喘咳;③水肿;④悬饮;⑤臌胀。

辨证:脏腑功能失调,气血瘀滞,痰浊内聚,水湿内停。

治法:理气活血,泻肺宁心,破瘀逐水。

药用:南沙参 45g,桑白皮 20g,葶苈子 12g,瓜蒌壳 15g,郁金 15g,水蛭 10g,地龙 30g,泽兰 15g,泽泻 30g,茯苓皮 30g,麻黄 4g,水煎服,日 1 剂。

同时静脉滴注 5% 葡萄糖水 200ml、加丹参针 20ml、参麦针 400ml,每日 1 次,继服氢氯噻嗪 25mg,日 3 次,呋塞米 20mg,每日 1 次。治疗 1 天,解出大量黑色粪便(隐血试验弱阳性),尿量增多,端坐喘息、喘累减轻,继守上方加三七粉(冲服)3g,2 天后胸腔积液消失,逐渐停用西药利尿药。

1 周后腹水消失,腹围由 90cm 缩小到 59cm,食欲增加,精神好转,仍胁下痞满胀痛,膝下水肿,舌淡苔白,脉结代,停止输液,改服黄芪 30g,党参 30g,山茱萸 15g,酸枣仁 15g,丹参 30g,延胡索 15g,泽兰 15g, 鳖甲(先煎)30g, 甲珠(代)12g, 半枝莲 30g, 白花舌蛇草 30g, 水蛭 3g, 研末装入胶囊冲服。诸药合用, 益气活血, 软坚散结, 化瘀利水, 扶正培本。治疗月余, 除下肢乏力外, 诸症消失, B超复查示肝右叶仍有 3.6cm×4.7cm 大小实质性占位, 胸腔积液、腹水消失。

按: 段老认为, 瘀水常蕴结为患, 在各科疾病中凡唇指发绀, 舌质暗红或有瘀斑、瘀点等瘀血见症者, 不论新疾沉疴, 多予地龙配伍水蛭用之, 并常配以泽兰、泽泻、半枝莲、大腹皮、茯苓皮等利水消肿之品。配苏子、葶苈子、桑皮、瓜蒌壳、二陈汤等以理气豁痰, 泻肺平喘; 配延胡索、郁金、丹参、柴胡等以疏肝理气, 化瘀消癥; 配枣仁、柏子仁、珍珠母、制远志以宁心安神。

（四）乌梢蛇

段老多用乌梢蛇搜风通络、除痹止痛。《本经逢源》云: "乌蛇主肾脏之风, 为紫云风之专药……而乌蛇则性善无毒耳"。风湿顽痹麻木甚者非乌梢蛇无以除痹, 段老认为, 治疗顽痹并非一般草木所能达及, 必借虫类药之搜剔钻透, 方能使浊去凝开, 经络通畅, 邪去正复。虫类药以搜风剔邪著称, 用之恰当, 可起"勇夫"之功。乌梢蛇甘平无毒, 适用于各型痹证, 临床中用乌梢蛇与其他药物配伍能增强疗效。若伴皮肤麻木配以鸡血藤; 病在腰脊者, 合用蜂房、土鳖虫并配以狗脊; 项背强直而痛者, 配伍鹿角片可壮肾通督; 属暑热痹者, 乌梢蛇与地龙、僵蚕、蚕沙合四妙散加忍冬藤、海桐皮、威灵仙清热除湿, 祛风止痛; 若肝肾不足, 气血双亏者, 用乌梢蛇、蜈蚣合独活寄生汤加鸡血藤、黄芪益肝肾、补气血, 祛风除湿; 若寒湿凝滞者, 用乌头汤加蜈蚣、全蝎、乌梢蛇穿筋透骨, 搜风散寒, 温经活络, 宣痹止痛。乌梢蛇配伍全蝎、蝉蜕等可治疗行痹; 乌梢蛇配伍蛴螬等可治疗关节僵肿变形。

此外, 段老临床常用"除痹四虫饮"治疗各种痹证, 即乌梢蛇、蜂房、全蝎、地龙四味同用。地龙味咸、性寒, 能清热止痉, 祛风通络, 常用治热痹、行痹、顽痹; 蜂房味咸、甘, 性平, 长于祛风通络, 止痛解毒, 可用治顽痹、痛痹；全蝎味辛、甘，性温，有毒，能祛风攻毒，解寒湿痹之关节剧痛。

验案 1 巨某，70 岁。患风湿病 30 年余，近半年病情加重，虽盛夏酷热之季，仍全身关节冷痛，痛有定处，屈伸不利，入夜痛甚，呻吟难寐，颜面、下肢浮肿，头昏气短，舌淡苔白，脉沉细。查红细胞沉降率（血沉）不快，黏蛋白 1 900mg/L。

诊断：痛痹。

辨证：寒湿凝滞，痹阻经脉。

治法：散寒除湿，止痛除痹。

药用：黄芪 45g，蜈蚣 3 条，全蝎（研冲）10g，乌梢蛇 30g，制川乌（先煎 2 个小时）10g，制草乌（先煎 2 个小时）10g，麻黄 6g，细辛 6g，干姜 20g，桂枝 12g，生薏苡仁 30g，川芎 12g，制附片（先煎）15g，甘草 3g，连服 19 剂。诸症皆平，1 个月后复查黏蛋白下降至 1 000mg/L。

验案 2 患某，男性，61 岁。患风湿病 20 年余，近 3 个月病情加重，虽正值酷热夏日，仍然全身关节痛，呈冷痛，且痛有定处，屈伸不利，夜晚痛甚，难以入睡，头面及下肢浮肿，头昏，气短，舌淡红，苔薄白，脉沉细。

诊断：痛痹。

辨证：寒湿凝滞，痹阻经脉。

治法：散寒除湿，止痛除痹。

药用：蜈蚣 2 条，全蝎（研冲）5g，乌梢蛇 30g，黄芪 30g，制川乌（先煎 2 小时）10g，麻黄 6g，白芍 15g，细辛 6g，干姜 20g，桂枝 15g，薏苡仁 30g，川芎 15g，制附片（先煎）15g，炙甘草 3g。每日 1 剂，分 3 次温服，连服 22 剂，诸症痊愈。

按：《素问·痹论》云："风寒湿三气杂至，合而为痹也"。痹证的产生，主要由气血不足、复感风寒湿邪杂至而为痹，深入关节经髓，致气血凝滞，湿痰瘀浊胶痼，闭塞经络所致。叶天士在《临证指南医案》中指出："风湿客邪,留于经络……且数十年之久,岂区区汤散可效"。而虫类药以钻透行走攻窜为长,为搜剔通络止痛之品,可使气血流通,络脉通利,因此,在痹病的治疗中发挥着不可替代的作用。谈及将虫类药用于治疗顽痹,首推叶天士。他认为,"经年累月,外邪留着,气血皆伤,化为败瘀凝痰,混处经络",故需要用虫类搜剔经络,以动药使血无凝著,宣通气血,常用蝉蜕、僵蚕、地龙、全蝎、蜈蚣等虫类药物。《太平圣惠方》中记载了大量应用虫类药治疗风湿痹痛的方剂,如乌蛇丸、蚕蛾散等。王肯堂在《证治准绳》中记载了十余首含有虫类药治疗痹证的方剂。

段老认为,治疗顽痹必借虫类药之搜剔钻透,方能使浊去凝开,经络通畅,邪去正复。此案属寒湿凝滞,用乌头汤加蜈蚣、全蝎、乌梢蛇穿筋透骨,搜风散寒,温经活络,宣痹止痛。全蝎味辛、甘,性温,有毒,能祛风攻毒,解寒湿痹之关节剧痛;乌梢蛇味甘,性平,无毒,适用于各型痹证。

（五）僵蚕

段老习用僵蚕配伍蜈蚣、蝉蜕、地龙等搜剔隐伏之邪,清热解毒,祛风除湿,疗疮止痒,治疗各种顽固性皮肤病。若湿热内盛者,多配以五味消毒饮加土茯苓、薏苡仁清热除湿,解毒散结;血热风毒内盛者,配以牡丹皮、赤芍、紫草根、白茅根、白鲜皮、防风、生地黄清热凉血,搜风剔毒。

验案1 文某,女,26岁。全身皮肤散在风丹2天,奇痒难忍,遇热加重,静脉注射葡萄糖酸钙,口服阿司咪唑效果不佳。伴腹痛、便溏、尿黄,苔薄黄,脉浮数。

诊断:瘾疹。

辨证:风热湿毒蕴伏于腠理,发于肌肤。

治法:搜风透邪,清热解毒,消丹止痒。

药用:麻黄6g,连翘15g,赤小豆30g,防风12g,大青叶30g,僵蚕15g,蝉衣12g,地龙30g,蜈蚣3条,紫草根30g,白鲜皮30g,甘草3g。2剂而愈。

验案 2　周某，男，9 岁。患儿出生后不久即出现全身红疹、抓破流黄水，冬季加重，曾先后在几家医院皮肤科住院治疗，均诊断为"异位性皮炎"，中西药内外治疗均无效。诊患儿形瘦，全身遍布抓痕，皮疹如粟米样大小，高出皮肤，部分融合成片，抓破处有黄色分泌物，以头面躯干为甚，眼睑赤烂，舌红苔花剥，脉细数，此为湿热氤氲、风毒内盛，阴血受损之顽癣。详查以往病历，虽服大量清热凉血除湿止痒剂，但未及虫药，故以蜈蚣 2 条，地龙 20g，僵蚕 12g，银花藤 20g，黄柏 10g，苦参 6g，土茯苓 20g，紫草根 20g，白鲜皮 20g，大青叶 20g，野菊花 15g，甘草 5g，搜风别毒，除湿止痒。服药 7 剂，皮疹显退，分泌物减少，但口干喜冷饮，苔花剥，脉细，继守上方去土茯苓、苦参、大青叶、野菊花，加生地 20g 滋阴凉血，半个月后，全身皮疹基本退尽，仅手掌隐约可见。嘱患儿继服 1 个月搜剔余邪，以防复发。

（六）水蛭、土鳖虫、穿山甲

水蛭，《神农本草经》载其主"逐恶血、瘀血、月闭，破血瘕积聚，无子，利水道"，《别录》载其能"堕胎"。水蛭功善穿透入络，破血逐瘀，可治妇人经水不利，疗癥瘕诸疾，疗效颇佳。段老将水蛭与蜈蚣相配，除治疗内科瘀血内阻、经络失畅等证外，还用此二味药治疗男性阳痿，加皂角刺治疗妇科输卵管阻塞，加虻虫、桃仁、红花仿抵挡汤之意治疗闭经。

土鳖虫，古称"䗪虫"，《本草纲目》载其"行产后血积，折伤瘀血，治重舌，木舌，口疮，小儿腹痛夜啼"。《药性论》言其"治月水不调，破留血积聚"。段老指出，土鳖虫专入血分，性寒而走窜，具有较强的活血祛瘀、生新止痛功效。妇科临床中，段老常将其配伍益母草、炮姜、山楂等治疗产后腹痛，配伍桃仁、丹参、赤芍等治疗闭经，配伍香附、延胡索等治疗痛经。

穿山甲，《本草纲目》载其"通经脉，下乳汁，消痈肿，排脓血，通窍杀虫"。其性善于走窜，搜风活络，消癥通经，而达病所。单用研末以酒冲服可通乳，配伍土鳖虫、三棱、莪术等可治疗癥瘕，配伍败酱草、红藤等可治疗慢性盆腔炎，加路路通为治输卵管不通之佳品。目前临床常用替代品。

段老认为，水蛭、甲珠、土鳖虫为解毒化痰、消癥散结之妇科良药。其中水蛭"味咸平，主逐恶血、瘀血、月闭，破血瘕积聚"，《医学衷中参西录》载其"善破冲任之瘀血"，尤以破血逐瘀通络见长。《本草从新》言穿山甲"善窜，专能行散，通经络，达病所"，能活血化瘀，下乳，消肿排脓。土鳖虫味咸性寒，归肝经，其性平和，破血不峻，能行能和，凡妇人血瘀经闭，癥瘕积聚，虚人均可用之。

段老临证中曾常以此三味药为主，合三棱、莪术、桃仁、红花、丹参、三七粉等破血散瘀、消癥散积，合柴胡、郁金、半夏、浙贝母、牡蛎、夏枯草等理气疏肝、化痰散结，合忍冬藤、半枝莲、皂角刺、白花舌蛇草等以清热解毒。并配以黄芪、党参、山茱萸等益气扶正，推动血液运行，助破血消癥，使攻伐而不伤正，扶正又不碍邪。

验案 1 程某，女，37 岁。月经 40 余天未净，量多色红，头晕目眩，心慌气短，腰酸肢麻，小腹胀痛拒按，舌淡苔白，脉弦数。我院 B 超及外科彩色多普勒检查提示左侧卵巢有一 3.6cm×3.8cm 大小囊性暗区，诊断为卵巢囊肿。

诊断：癥瘕。

辨证：瘀血内阻。

治法：经期调经止血，经后益气扶正，消癥散积，攻补兼施。

药用：党参 30g，黄芪 30g，丹参 30g，当归 12g，延胡索 12g，郁金 12g，三棱 12g，莪术 12g，水蛭 10g，炮甲珠（代）10g，土鳖虫 10g，半枝莲 30g，白花舌蛇草 30g，苡仁 30g。每日 1 剂，连服1 个月，B 超复查提示卵巢囊肿消失，月经恢复正常。

验案 2 钟某，女，39 岁。患子宫肌壁间瘤 10 年余，月经紊乱，崩漏交作，长期贫血，头晕失眠，颜面、四肢浮肿，西医主张手术治疗。患者为免手术之苦，前来求诊。段老仍按以上治疗攻补兼施，消癥散结。患者连服 3 个月经周期，水肿消失，贫血纠正，月经基本恢复正常,B超复查示子宫肌瘤由 5.5cm×6.6cm 缩小到 3.2cm×3.3cm。

段老一再强调,对于虫类药的应用,必须熟谙其药性,掌握其用法,药根据患者性别、年龄、体质差异和病情轻重,权衡利弊,灵活、大胆使用,同时又要谨慎使用之。

虫类药多具有活血化瘀、搜风剔毒、通络解痉、消痰散结之力,但又多有一定毒性,故不主张单独使用,多在配伍中应用,一则加强虫药治病之力,二则又可减缓、消除虫药之毒性。段老主张对虫类药的使用,如蜈蚣主张用全药,不必去头、足,去之则效减,全蝎、蜂房可入汤剂,但烘干研冲效果更佳;又如水蛭,许多临床医师畏其峻猛而用之甚慎,段老认为《中华人民共和国药典》上虽谓其有毒,然破瘀之力甚猛而不伤阴血,散结之力甚强而不耗正气,通便利水之力甚宏而无伤津之虞,实为血肉有情之品,故可大胆用之。若入汤剂,每日 10~15g,但因其腥味太重,患者难接受,故可装入胶囊内服用,每天 2~4g。在救治危急重症时,主张早用、重用,尤显殊功。另外,段老还指出,虫类药久用可伤正,体虚者慎用、少用,甚至有出血倾向,故妇女经期、妊娠期忌用。

二、脏腑药组运用

编者按:本部分内容为段老手稿整理。

药组多由药性相近的中药配伍组成,两味药称药对,三味药称药组或角药。

药组的作用是针对主病或主证。首先是在辨证中找出主证,以辨证求因、审因论治、以法选方、据方用药为原则。在主证的基础上拟定主方,须方证相符。所以正确辨证是选方用药的基础,也是用药的必要条件。而药组的作用,是针对主方、主药而言,其他药物则是相辅配伍,协同作用。

每组方药均有特定的作用和适应证,由于疾病变化较为复杂,年龄、体质等个体差异,临床选方时必须随症加减,灵活运用才能发挥有效的作用。

笔者有时采用两个药组组合治疗。如气血虚的患者常用补气药组

（人参、黄芪、黄精）、补血药组（熟地、当归、女贞子）。随症适当加辅助药的目的是加强主药的功效，在临床上月经过少、气血虚者均能取得较好疗效。

（一）脏腑药组

1. 心脏药组

（1）益心气：①党参、人参、黄芪；②太子参、黄精、白术。

（2）补心血：①熟地、当归、阿胶；②制首乌、桑椹、紫河车；③生地、麦冬、百合。

（3）温心阳：①肉桂、附子、干姜；②桂枝、瓜蒌。

（4）安心神：①酸枣仁、柏子仁、夜交藤；②远志、五味子、合欢皮；③龙齿、磁石、琥珀。

（5）清心热（火）：①黄连、栀子、莲子心；②竹叶、通草、连翘心。

2. 肝脏药组

（1）补肝血：①当归、熟地、紫河车；②制首乌、枸杞子、阿胶。

（2）滋肝阴：①生地、枸杞子、女贞子；②制首乌、枣皮、龟板。

（3）理肝气：①柴胡、香附、郁金；②川楝子、延胡索、白蒺藜。

（4）清肝热：①桑叶、菊花、柴胡；②夏枯草、青黛；③栀子、龙胆草、黄芩（偏重清肝热）；④决明子、青葙子、谷精草（偏重明目）。

（5）温肝寒：①吴茱萸、肉桂、小茴香；②橘核、荔枝核、仙灵脾。

（6）平肝潜阳：①菊花、天麻、钩藤（清热平肝）；②珍珠母、石决明、代赭石；③生龙骨、生牡蛎、地龙（镇肝潜阳）；④蜈蚣、全蝎、僵蚕（偏息风）。

（7）泻胆火：龙胆草、栀子、青蒿。

（8）利胆：①茵陈、栀子、郁金；②苦参、金钱草、玉米须。

3. 脾胃药组

（1）补脾气：①人参、黄芪、白术；②党参、炒薏苡仁、山药。

（2）温脾阳：①干姜、附子、豆蔻；②砂仁、蔻仁、益智仁（偏脾胃）。

（3）理中气：①木香、佛手、枳壳；②陈皮、厚朴、砂仁。

（4）祛脾湿：①藿香、佩兰、菖蒲（化湿）；②苍术、厚朴、法半夏（燥湿）；③薏苡仁、茯苓、泽泻（利湿）。

（5）升中气：升麻、柴胡、葛根。

（6）养胃阴：①沙参、玉竹、天花粉；②生地、麦冬、芦根。

（7）清胃火：①生石膏、知母、黄连；②黄芩、芦根、天花粉（清热生津）。

（8）散胃寒：①高良姜、生姜、小茴香；②吴茱萸、附子、肉桂。

（9）消食积：①山楂、鸡内金、麦芽（消肉食）；②谷芽、陈皮、砂仁（消食）。

（10）降胃气：①沉香、丁香、苏梗；②旋覆花、代赭石、法半夏。

4. 肺及大肠药组

（1）补肺气：人参、黄芪、百合。

（2）养肺阴：①沙参、麦冬、天冬；②生地、玉竹、百合。

（3）清肺热：①桑叶、黄芩、栀子；②桑白皮、瓜蒌皮、地骨皮；③生石膏、知母、茅根。

（4）温肺寒：①麻黄、干姜、细辛；②法半夏、紫菀、款冬花。

（5）止咳化痰：①法半夏、天南星、白芥子；②旋覆花、白前、贝母；③瓜蒌、竹茹、海乳石（化热痰）。

（6）敛肺定喘：①胡桃肉、五味子、白果；②诃子、米壳、乌梅。

（7）涩肠止泻：①芡实、莲子肉、乌梅；②肉豆蔻、赤石脂、石榴皮。

（8）润便泻下：火麻仁、郁李仁、大黄。

5. 肾与膀胱药组

（1）滋肾阴：①熟地、山茱萸、枸杞子；②沙参、制首乌、女贞子；③紫河车、龟板、鳖甲；④桑寄生、蒺藜、旱莲草。

（2）温肾阳：①附子、肉桂、鹿茸；②淫羊藿、巴戟天、仙茅；③肉苁蓉、补骨脂、菟丝子。

（3）壮筋骨：狗脊、杜仲、川续断。

（4）涩精缩尿：①龙骨、牡蛎、桑螵蛸；②莲须、益智仁、金樱子；③覆盆子、沙苑子、芡实。

（5）利水：①茯苓、猪苓、泽泻；②车前子、冬瓜皮、木通。

（6）通淋：①萆薢、萹蓄、瞿麦；②木通、金钱草、海金沙。

（二）各系统常见病药组

1. 呼吸系统

（1）止咳：①枇杷叶、桑白皮、杏仁；②百部、紫菀、款冬花；③瓜蒌、浙贝、马兜铃。

（2）祛痰：①桔梗、远志、枇杷叶；②胆南星、白芥子、前胡；③法半夏、陈皮、射干；④海浮石、海蛤壳、天竹黄。

（3）平喘：①麻黄、杏仁、地龙；②枇杷叶、桑白皮、浙贝；③虫草、核桃肉、白果。

2. 循环系统

（1）强心：①人参、黄芪、灵芝；②党参、附子、桂枝。

（2）扩张冠状动脉：①丹参、三七、川芎；②瓜蒌、银杏叶、红花。

（3）降低血压

1）清热降压药：①黄芩、菊花、草决明；②夏枯草、栀子、龙胆草。

2）凉血降压：丹皮、玄参、羚羊角。

3）镇惊降压：①地龙、全蝎、蜈蚣；②罗布麻、白蒺藜、石决明。

4）祛风降压：独活、白蒺藜、豨莶草。

5）活血降压：①丹参、红花、川牛膝；②益母草、生山楂、鸡血藤。

6）利湿降压：车前子、玉米须、木通。

7）益气降压：①黄芪、党参、黄精；②玄参、玉竹、杜仲。

3. 消化系统

（1）助消化：①陈皮、山楂、鸡内金；②建曲、麦芽、砂仁；③桂枝、丁香、白豆蔻。

（2）促胃肠蠕动：①桂枝、丁香、木香；②生姜、鸡内金、枳壳；③草豆蔻、大腹皮、陈皮。

（3）抑制胃肠蠕动：①赤芍、白芍、乌梅；②菖蒲、黄芩、乌药。

（4）抑制胃酸：乌贼骨、瓦楞子、牡蛎；增加胃酸：五味子、生姜、乌梅。

（5）泻下：大黄、火麻仁、郁李仁；止泻：赤石脂、白头翁、五倍子。

4. 肝胆系统

（1）保肝：①党参、黄芪、黄精；②枸杞子、当归、大枣；③柴胡、茵陈、败酱草。

（2）降酶：①五味子、茵陈、败酱草；②灵芝、垂盆草、龙胆草。

（3）利胆退黄：①柴胡、郁金、香附；②金钱草、乌梅、广木香；③栀子、茵陈、玉米须。

（4）祛肝胆结石：金钱草、鸡内金、郁金。

（5）抗脂肪肝：①泽泻、制首乌、黄精；②柴胡、郁金、山楂。

5. 血液系统

（1）增加红细胞及血红蛋白：①人参、鹿角胶、鸡血藤；②制首乌、紫河车、阿胶；③党参、龙眼肉、灵芝。

（2）增加白细胞：①党参、灵芝、鸡血藤；②丹参、五灵脂。

（3）增加和保护血小板：①仙鹤草、白及、三七；②花生衣、灵芝、水牛角。

（4）缩短促凝血时间：①生地、茅根、大蓟；②地榆、槐花、侧柏叶；③仙鹤草、茜草、蒲黄；④三七、白及、阿胶。

（5）抗凝血：水蛭、昆布、海藻。

（6）降血脂：①金银花、制首乌、泽泻；②郁金、生山楂、银杏叶；③人参、黄精、杜仲；④草决明、灵芝、桑寄生。

（7）降低血糖：①知母、地黄、枸杞子；②玄参、黄精、山茱萸；③葛根、天花粉、地骨皮；④人参、黄芪、山药；⑤麦冬、玉竹、石斛。

6. 泌尿系统

（1）利尿：①麻黄、香薷、知母；②淡竹叶、黄芩、连翘；③茯苓、车前子、泽泻；④瞿麦、木通、玉米须。

（2）祛尿结石，可参攻祛胆结石的药物，还可选用琥珀、鳖甲、海金沙。

7. 神经内分泌系统

（1）兴奋作用：人参、黄芪、五味子。

（2）镇静安神：①灵芝、朱砂、龙骨；②酸枣仁、合欢皮、莲子心；③天麻、钩藤、蚤休。

（3）抗惊厥：①全蝎、蜈蚣、僵蚕；②地龙、天麻、钩藤；③羚羊角、牛黄、天南星。

（4）镇痛：①川乌、草乌、洋金花；②细辛、香附、粟壳；③延胡索、灵芝、汉防己。

8. 激素样作用

（1）肾上腺皮质激素样作用：①人参、附子、乌头；②五加皮、秦艽、甘草。

（2）性激素样作用：①淫羊藿、蛇床子、附子；②人参、紫河车、鹿茸。

9. 抗流感病毒：①金银花、连翘、野菊花；②大青叶、板蓝根、青黛；③鱼腥草、贯众、紫草；④藿香、佩兰、薄荷；⑤青蒿、虎杖、紫苏。

（以上所提药组在临床时结合主症灵活选用。）

小结：这些药组是笔者从事中医多年以来，在实践中不断总结出来的。强调以主证为主，辨证与辨病相结合，辨证，特别是主证，是组方用药的前提。主方是治病处方的准则。主方不是同类药物简单的积累和凑合，而是以辨证论治为基础，再根据地域不同，个体体质、年龄、生活等条件的差异灵活加减。主药的多样性，主证主方的用药也有不同，但笔者认为药组是提高疗效的一种手段，一点管见，仅供参考。

第二节 自 拟 验 方

段老遣方用方灵活,于古方运用每多创新,于自拟方药谨守法度。创制的自拟方药虽仅数首,但临床运用疗效显著,现就段老创制的除湿汤、双补汤、更年汤、清胰汤介绍如下。

一、除湿汤

组成:藿香 10g,佩兰 10g,石菖蒲 10g,苍术 10g,厚朴 10g,苡仁 30g,茯苓 15g,猪苓 15g,党参 15g,甘草 10g。

功效:健脾除湿。

主治:因湿阻而导致的多种疾病。

方解:湿邪阻滞简称湿阻,是一种常见病、多发病。若湿邪阻滞脾胃,使脾胃功能失调、气机失常,故出现胸闷腹胀、纳差、大便稀等;湿邪郁阻卫表、清阳被阻,故出现头昏重痛。《内经》说:"因于湿,首如裹。"湿邪侵入肢体肌肉、关节经络之间,气机阻滞,故出现全身酸软、重着乏力;湿邪郁久化热津液受伤,出现口干、口渴等;脉濡、苔厚腻,为湿邪盛之象征。治疗宜健脾除湿,用除湿汤加减。方中:藿香、佩兰、菖蒲芳香化湿,解表和中;苍术、厚朴仿平胃散之意健脾燥湿、理气化湿;薏苡仁、茯苓、猪苓淡渗利湿,湿从小便排出;党参、甘草益气和中。全方药味不多,但熔苦温燥湿、芳香化湿及淡渗利湿为一炉,重在祛除全身湿邪,故可治疗湿邪为患引起的多种疾病。

加减:寒邪偏重加防风、羌活;热邪偏重加黄芩、黄连;腹胀加木香、大腹皮;胸闷加枳壳、佛手。

【验案举隅】

1. 除湿汤在脾胃系疾病中的应用

案 1 脘痞

张某,男,31岁,2010年5月21日初诊。

患者素体虚弱,有胃病史。近几天,因朋友聚会,饮酒过多,食用一些瓜果、甜食、肥腻的食品，还吃了两次火锅，出现胸闷、腹胀、纳差、全身酸软乏力、头昏重、大便偏稀、口干等。患者到某医院门诊就医，诊断为"消化不良"，服用西药，疗效不佳。现到中医院就诊，诸症同上，舌苔白、厚腻，脉濡。

辨证：脾胃虚弱，湿阻中焦（脘痞）。

治法：健脾除湿。

方药：除湿汤加减。

药用：藿香15g，佩兰15g，石菖蒲10g，苍术15g，厚朴15g，生苡仁30g，茯苓15g，猪苓20g，党参15g，木香15g，黄连6g，甘草5g。3剂，每日1剂，水煎分3次服。

二诊：服3剂后，诸症基本消失，现仅大便偏稀。守上方，苍术改用白术，去菖蒲、黄连，加山药再服3剂，给予巩固性治疗。3个月后随访，病未发，身体健康。

案2　腹泻

李某，男，56岁，2017年2月7日初诊。

近日因过食生冷之食品后，腹泻，一日数行，伴胃胀腹满，纳差食少，喜热怕冷，舌质淡苔白厚腻，脉濡细。

辨证：寒湿困脾。

治法：健脾燥湿。

方药：除湿汤加减。

药用：苍术15g，白术15g，甘草10g，厚朴15g，陈皮15g，法半夏10g，泽泻15g，车前子15g，猪苓15g，佩兰15g，砂仁（后下）5g。日1剂，水煎分3次服。

服6剂后腹胀、便溏消失，饮食增加。上方去苍术、法半夏，加桂枝、鸡内金、山楂，再服6剂，3个月后随访痊愈。

按：本案证属寒湿困脾，故治宜健脾燥湿。方中白术、苍术、甘草燥湿健脾，法半夏、厚朴、陈皮理气和胃，泽泻、车前子、猪苓利水除湿,佩兰、桂枝、砂仁温中芳香化湿。诸药合用,共奏健脾祛湿之功,故疗效较好。寒湿困脾,在临床中常见,若煎药不便,中成药藿香正气水效果亦佳。

案3 湿困脾胃

张某,男,42岁,2016年8月3日初诊。

患者头重如裹,肢体困倦乏力5天,伴胸闷腹胀,纳呆,口淡有甜味,苔白厚腻,脉滑弱。

辨证:湿困脾胃。

治法:芳香化湿。

方药:除湿汤加减。

药用:藿香10g,佩兰15g,石菖蒲10g,厚朴15g,法半夏10g,陈皮15g,茯苓15g,泽泻15g,车前子15g,甘草10g。日1剂,水煎分3次服。

服药6剂后,诸症明显好转,上方去石菖蒲、法半夏,加鸡内金、谷芽以宽中健脾,消食磨胃。前后共服16剂,诸症消失。3个月后随访,未复发。

按:本案证属湿困脾胃,故用芳香祛湿法。方中藿香、佩兰、石菖蒲芳香化湿,厚朴、陈皮、法半夏理气燥湿,茯苓、泽泻、车前子利尿祛湿。

案4 湿阻化热

何某,男,39岁,2017年5月初诊。

患者饮酒过多,口干、口苦、口臭,头昏,胸腹胀满,全身乏力,大便稀,苔薄腻,脉濡数。

辨证:湿阻中焦,湿邪化热。

治法:清热化湿。

方药:除湿汤加减。

药用:藿香10g,佩兰15g,石菖蒲10g,黄芩15g,黄连5g,栀子

10g,木通 10g,泽泻 15g,车前子 15g,厚朴 15g,陈皮 15g,法半夏 10g,甘草 10g。日 1 剂,水煎分 3 次服。

服 6 剂后,口苦、口干、口臭消失,余症明显好转。上方去黄芩、黄连,加白术、扁豆,再服 6 剂,先后共服 18 剂,诸症俱消。3 个月后随访未复发。

按:本案证属湿热中阻(热化),故治宜清热化湿。方中藿香、佩兰、菖蒲芳香化湿,黄芩、黄连、栀子清热燥湿,木通、泽泻、车前子利尿祛湿,厚朴、陈皮、法半夏理气和胃。诸药合用,共奏清热祛湿之功。

案 5　脾胃湿热

患者,男,34 岁,2018 年 8 月 15 日初诊。

诉近 1 周口干、口苦、口臭,晨起明显,时头昏、乏力,犯困嗜睡,大便先干后稀,每天 3~4 次,便后不爽,舌红苔黄腻,脉弦濡。

西医诊断:胃肠功能紊乱。

中医诊断:湿阻病。

辨证:脾胃湿热。

治法:清热健脾利湿。

方药:佩兰汤加减。

药用:广藿香 10g,佩兰 15g,黄芩 10g,黄连 6g,川木通 6g,泽泻 10g,车前子 15g,栀子 10g,茯苓 15g,白术 30g,蒲公英 30g。5 剂,日 1 剂,水煎,每日 3 次,饭后温服。

二诊(2018 年 8 月 22 日):舌苔由黄转白,由厚转薄,乏力、头昏、口干、口苦症状消失,大便次数减少为每天 2 次。大便仍稀不成形。治宜健脾祛湿,方用除湿汤。

药用:白术 30g,茯苓 30g,泽泻 15g,苡仁 30g,陈皮 30g,厚朴 15g,甘草 6g,菖蒲 10g,法半夏 10g,车前子 15g。水煎,每日 3 次,饭后温服。服用 5 剂后痊愈。

按：患者起初口干、口苦，舌红，苔黄腻，脾胃湿热证比较明显，故首诊选用佩兰汤。方中广藿香、佩兰芳香化湿，茯苓、白术健脾渗湿，黄芩、黄连、栀子、蒲公英清热解毒，川木通、泽泻、车前子泻热通利下焦，使湿去热清，三焦通畅。服用5剂后，舌苔由黄转白，由厚转薄，口干、口苦消失，但大便仍稀不成形，说明脾虚失运，治当健脾祛湿，用除湿汤。方中白术、陈皮燥湿健脾，茯苓、苡仁健脾渗湿，石菖蒲芳香化浊祛湿，法半夏、厚朴祛湿降气和胃，泽泻、车前子利湿祛浊。

2. 除湿汤在妇科疾病中的应用

案　带下

杨某，女，35岁，2018年8月19日初诊。

近1年带下量多、色黄、质黏稠、有异味，偶有外阴瘙痒、潮湿，未行诊疗，其间症状反复发作。现带下量多、色黄、质黏稠，平素喜食辛辣、油腻之品，睡眠欠佳，小便黄赤。已婚，孕1产1。平素月经正常，末次月经为2018年8月1日。舌质红苔黄腻，脉细。查外阴阴性，阴道通畅，阴道内见大量黄色分泌物，宫颈光滑。白带常规检查清洁度3度。

诊断：带下病（黄带）。

辨证：湿热下注。

治法：清热利湿止带。

方药：除湿汤加减。

药用：佩兰15g，藿香10g，黄芩10g，黄连5g，通草15g，泽泻15g，车前子15g，白术15g，陈皮15g，茯苓15g，苡仁15g，黄柏10g，栀子10g，苍术10g，首乌藤30g。7剂，每日1剂，水煎服。

忌油腻、辛辣等刺激性饮食，保持外阴清洁，节房事。二诊，带下量较前减少、色微黄，外阴偶有轻微瘙痒，睡眠改善，舌质红苔薄黄，脉细。前方去首乌藤，加蛇床子15g，续服7剂。三诊，白带已基本正常，外阴瘙痒好转，舌质红苔薄白，脉细。前方加山药、芡实各15g，续服7剂。后随访未复发。

按：脾乃后天生化之源，主运化水谷精微。长期食肥甘厚味之品，阻遏气机，致脾胃运化失司。脾失健运则湿浊不化，湿蕴化热则外阴瘙痒、潮湿，湿热下注、任脉失约、带脉不固、遂成黄带。方中佩兰、藿香化湿和中，白术、山药、薏苡仁、陈皮、苍术健脾除湿，黄芩、黄连、黄柏、栀子清泻三焦之热，通草、泽泻、车前子利水渗湿，首乌藤养心安神。二诊时加蛇床子清热除湿止痒。三诊时症状基本缓解，予以健脾补肾、固涩止带之药。

3. 除湿汤在男科疾病的验案

案　精子不液化症

张某，男，28岁，2013年10月初诊。结婚7年未避孕未孕。本市几所医院检查：女方各项生育指标正常，男方则检查出精液不化。经朋友介绍到某医院行中医治疗，未见显效。患者素体肥胖，长期饮酒，喜喝冷饮，常食肥腻辛辣食物，头晕乏力，口干，口苦，口臭，大便稀，舌苔厚腻微黄，脉滑。

辨证：脾虚湿阻（不育症）。

治法：健脾利湿，化湿保精。

方药：除湿汤加减。

药用：党参15g，白术15g，茯苓15g，法半夏15g，陈皮15g，厚朴10g，苡仁30g，砂仁（后下）6g，泽泻15g，车前子15g，佩兰15g，藿香15g，黄柏15g，甘草5g。3剂，水煎每日1剂，分3次服。

医嘱：不饮酒，少食油腻辛辣食品，加强体育锻炼，减轻体重。

二诊：脾胃湿证减轻，乏力、口干、口苦明显好转，证药适当，守上方，去法半夏、藿香，加巴戟天、淫羊藿、益智仁，再服6剂。

三诊：服6剂后脾湿症状基本消失。守上方去黄柏，加鹿角胶、仙茅，再服6剂。

四诊：诸症消失，体重有些减轻。

方药：双补汤加减。

药用：晒参 10g，黄芪 15g，当归 15g，熟地 15g，山茱萸 20g，淫羊藿 30g，巴戟天 20g，益智仁 20g，仙茅 20g，鹿角胶 15g，制首乌 15g，枸杞子 15g。

服 6 剂药后，患者诸症消除，精力旺盛，检查提示精液各项指标正常。医嘱在排卵期按时同房。

2015 年 1 月 21 日，张先生到医院报喜，称妻子已于本月 6 日生一男孩，体重 3 250g。

按：男子精液不化不育症，笔者曾经治疗过几例，其共同特点是年青、肥胖、嗜酒、喜食油腻食品，都有头晕、乏力、口干、口苦、口臭等症状，个别也有阳痿早泄症状。病机多为常饮酒、食生冷肥腻食品导致脾胃虚弱，运化失常，水湿内停。水湿同源，湿聚成痰，痰随气的升降遍布全身，痰阻日久成积。若痰湿与精液相结合，时久化热，使精液浓黏，不能按时液化，则精子活力下降或成死精，令女方不孕。在治疗中，先予除湿汤除湿，再补脾肾，促精子液化，有活力。初诊予：党参、茯苓、白术健脾益气；法半夏、陈皮、厚朴理气燥湿；泽泻、车前子、黄柏清热利湿，使湿从小便排出。待湿除之后，在逐渐益肝肾、补气血。后予：晒参、黄芪、熟地补益气血，因补气血是造精的物质基础；淫羊藿、巴戟天、仙茅、益智仁补肾阳；山茱萸、枸杞子、制首乌补肾阴。诸药合用，共奏补肾阴肾阳之功，从而提高精子活力。

俾湿邪消除，精子才能恢复健康，精子健康方能受孕。医生在治疗不育症时，应有针对性，有的放矢，如男女双方都有症状，则两方同治。

二、双补汤

组成：山茱萸 15g，枸杞子 15g，熟地 15g，淫羊藿 20g，巴戟天 15g，龟甲胶（烊化）10g，鹿角胶（烊化）15g，黄芪 30g，党参 30g，当归 12g。

功用：补肾填精，补益气血。

主治：肾精虚亏、气血不足所致的各种疾病。

方解：双补汤之"双补"，即气血双补，肝肾双补，阴阳双补。全方由当归补血汤、龟鹿二仙胶、地黄丸三方加减而成。根据"虚者补之"的原则，纯补无泻，以此调补人体阴阳之不足，达到阴平阳秘之目的。其中用地黄丸去三泻，用熟地、山茱萸加枸杞子、淫羊藿、巴戟天滋补肝肾。再予龟鹿二胶血肉有情之品补血肉有情之身，峻补阴阳。党参、黄芪益气健脾，当归补血。同时，药理研究也表明，补虚药大多可以提高人体免疫功能，增强机体的抗病能力，使紊乱机体恢复正常，起到消除疲劳、强壮体质、防病治病的作用。

加减：若精血亏甚者，加制何首乌、紫河车、黄精；若肾阳虚，加制附片、肉桂；若遗精、滑精者，加金樱子、桑螵蛸、芡实、莲须；失眠者加酸枣仁、首乌藤、龙骨、牡蛎；腰痛剧者，加川续断、杜仲、狗脊。

【验案举隅】

案1　冲、督、任脉失调

丁某，女，36岁，已婚，工人，1988年12月2日初诊。

主诉：腰背、头胸、腹周期性胀痛，伴腹泻和月经失调8年。

患者于8年前"人工流产"后开始出现腰胀痛、肿痛，逐步向背部延伸至头前额部，又逐步下行至胸，并出现腹泻，腹胀，消化不良，便溏。每次月经提前5～7天不等，量中等，色基本正常，会阴部出现胀痛，其间有3～5天诸症消失期。这种周期性变化每月一次。患者曾到各大医院就诊。并作过B超、X线、心电图、脑电图等检查，检查均为正常，诊为"功能性胃肠紊乱"。服过各种西药和中药，效果不佳。就诊时，月经提前5天，量中等，色基本正常，质清稀，腹微胀痛，纳差，二便正常，苔薄白，脉缓尺弱。

辨证：督、冲、任脉失调。

治法：调益督、冲、任脉，补肝肾益脾。

方药：双补汤加减。

党参 30g, 生黄芪 30g, 熟地 12g, 菟丝子 12g, 山茱萸 12g, 怀山药 12g, 制首乌 12g, 当归 12g, 仙茅 12g, 仙灵脾 12g, 杜仲 12g, 鹿角胶 12g。7 剂, 每日 1 剂。

12 月 11 日二诊: 服上药诸症好转, 食欲增加, 苔薄白, 脉缓。原方进 7 剂。

12 月 19 日三诊: 在月经期, 感腰背胀痛, 腹泻消失, 腹部微胀, 苔薄白, 脉缓有力, 治法同上, 守上方加川断 12g, 进 7 剂。嘱如病不增, 可自服上方即可。三月随访, 经上药治疗 1 个月余, 诸症消失, 月经基本正常。

按: 患者周期性出现腰背、头胸、腹部位的症状。首先是从会阴走向腰部, 出现腰胀酸痛; 走向头部, 出现颠顶胀痛; 下行到前额, 出现印堂胀痛; 走向喉部出现咽喉部干燥不适, 下向胸部出现胸闷; 下行胃部出现消化不良, 胃胀和腹泻; 下行腹部出现腹胀, 月经提前 5～7 天, 量中等, 色正常, 下行会阴止, 诸症消失。腰背为督脉循行之部, 属阳脉, 与肾经有关。腰为肾之舟, 故有腰胀痛; 头为诸阳之会, 故有头痛; 胸腹为冲、任脉循行之部, 属阴脉, 故出现腹胀、腹泻和月经失调等症。随着经脉运行的失常, 经气所到部位, 就出现与经脉有关的脏腑功能失常, 因此, 出现各种有关脏腑的症状。

督、冲、任三脉都起于胞中, 冲为血海, 任主胞胎, 督司诸阳, 任司诸阴, 沟通阴阳, 调摄气血, 共同维持经、孕、产、乳的正常功能。督脉为病, 阴脉失调, 常出现阳脉的症状和妇科症等。冲脉受病, 血海蓄溢失常, 可发生月经失调。任脉为病, 致阴液不固, 出现带下等症。

肝经与任脉相通于曲骨。肾、肝、脾三经经脉与任脉会通于中极、关元。肾脉与冲脉会通于横骨上至幽门等十一处穴。胃经与冲脉会通于气冲, 与任脉相通于关元。肝为冲脉之本, 肾为任之源; 肾为督脉之本, 脾为带脉之本, 冲脉隶于阳明。可见, 肾肝、脾胃与冲、任、督脉有关紧密联系。肾藏精、肝藏血，主要表现精与血的关系上；肾与脾的关系，是肾为先天之本，脾为后天之本，表现先天与后天的关系，充分反映出精血、气的关系。脏腑功能失常，气血失调，任、督等脉损伤，虽各有不同的病机，但其间又各自互相影响。其中，肾和冲、任二脉失常是妇科病理变化的主要关键。因此，必须分清标本传变，正确认清主要矛盾，在处理和治疗过程中才能"知标本者，万举万当"。

本病治疗从脏腑辨证分析，证属脾肾两虚，予菟丝子、鹿角胶、仙茅、仙灵脾温助肾阳；治阳而须顾阴，予熟地、山茱萸、制首乌滋补肾阴，此双补肾阴肾阳。尚需予党参、生黄芪、怀山药健脾益气，当归补血调经，此为气血双补。因任、冲、督三脉虚损，故予当归、怀山药、生黄芪入冲、督二脉；并予血肉有情之鹿角胶峻补奇经。本方的组合是补肾益脾和调督、冲、任脉，有较好的针对性，因而在治疗上能取得较好的功效。

案2　骨折

段某，男，55岁，干部。患者于1985年2月14日因上车被车门夹伤，经某医院摄片诊断为"左胸第10肋骨骨折"，经固定治疗未愈，于3月16日入院治疗。

现症见：左胸第10肋骨腋侧疼痛，有胀感，该处局部有压痛，平素怕冷，夜尿多，舌淡苔白，脉细缓。

辨证：肝肾亏虚。

治疗：局部固定，滋补肝肾。

方药：双补汤加减。

药用：熟地、黄芪、党参、山茱萸、枸杞子、山药、巴戟天、肉苁蓉、仙灵脾、菟丝子、制首乌、黄精、鹿角胶。经过40天的治疗痊愈。

案3　腰痛

刘某，男，58岁，2014年8月11日初诊。

腰痛酸软无力多年,素体较弱,腰痛,腿膝无力,时重时轻,反复发作,过劳加重,头晕耳鸣,夜尿 3~5 次,卧则腰痛减轻,苔薄白,脉沉细无力。

辨证:肾虚腰痛(偏肾阳虚)。

治法:补肾温阳,壮腰益精。

方药:双补汤加减。

药用:当归 15g,熟地 15g,枸杞子 15g,山茱萸 15g,淫羊藿 30g,菟丝子 20g,补骨脂 20g,杜仲 15g,熟附子 10g,肉桂 5g,鹿角胶 10g,山药 20g,仙茅 15g。6 剂,日 1 剂,分 3 次服。

二诊:服 6 剂后腰痛、腿膝无力有明显好转,食量增加,守上方再服 6 剂。服 12 剂后腰痛已止,夜尿正常。证药适当,守上方去熟附子、肉桂,加党参、黄芪,再服 10 剂,先后共服 22 剂。半年后随访本病未发,身体健康。

按:本病是由肾阳虚引发腰痛,用温阳补肾法。方中当归、熟地、山茱萸、枸杞子养血补肾,淫羊藿、菟丝子、补骨脂、杜仲温阳壮腰,肉桂、附子、鹿角胶温肾壮阳,缩尿,山药、仙茅健脾补肾。

案 4 卵巢功能早衰

王某,女,31 岁,2012 年 8 月 29 日初诊。

患者素体虚弱,月经 15 岁初潮,月经后期,经量少,3~6 个月一行。经某医院妇科诊断为卵巢功能早衰,服用黄体酮后月经至,停药后月经也停。近来月经又停 3 个月,伴潮热汗出,腰膝酸软,头晕耳鸣,倦怠乏力,失眠多梦,性欲减退,面色少华,舌质淡,苔薄白,脉细弱。

辨证:气血不足,肝肾虚弱。

治法:补气生血,滋肾养肝,活血通经。

方药:双补汤加减。

药用:黄芪 20g,当归 10g,北沙参 30g,生地 15g,制首乌 20g,枸杞子15g,女贞子30g,龟甲胶15g,肉苁蓉20g,覆盆子15g,鹿角胶15g,紫河车10g,丹参30g,桃仁15g,红花15g,鸡血藤30g。3剂,水煎服,日1剂,分3次服。

二诊:自觉诸症好转,证药适当,守上方6剂。

三诊:潮热汗出减少,守上方加三棱15g,莪术15g。再服6剂。

四诊:诸症消失,少腹隐胀痛,守上方6剂。

五诊:月经已至,经量中等。证药相符,守上方去丹参、桃仁、红花、三棱、莪术、鸡血藤,加山药20g,白术15g,茯苓15g,再服6剂,增强脾胃功能,巩固疗效。

六诊:诸症消失,月经已净。为巩固疗效,使月经按月而至,守上方6剂。并将上方作水泛丸,每次10g,每日3次,服1～3个月。6个月后随访,月经正常,身体健康。

按:卵巢功能早衰是目前临床常见病,中医属闭经、不孕症、血枯等范畴。主因为肾虚、气血不足等。方中沙参、黄芪、当归、生地补气生血,制首乌、枸杞子、女贞子、龟甲胶滋肾益肝,肉苁蓉、覆盆子、鹿角胶、紫河车温肾助阳,丹参、红花、桃仁、鸡血藤活血通经。如纳差加山药、白术、茯苓,失眠加酸枣仁、合欢皮、夜交藤,出汗加浮小麦、糯稻根、麻黄根,潮热加青蒿、知母、黄柏、丹皮。

案5 闭经

刘某,女,35岁,2004年4月21日访诊。

患者较长时间服用避孕药,引起月经量少,后延,至稀发、闭经。后改服激素药,月经才至,停药后月经停闭,现已3个月余。经妇科检查,FSH 58U/L,LH 28U/L、E_2 173pg/ml,诊断为"卵巢功能早衰、闭经",伴有烘热出汗、失眠、心烦易怒、纳差、性欲下降,苔薄白,脉沉缓。

辨证:肾虚精亏血少,冲任亏虚,天癸不足,胞宫失养,经水渐断导致闭经。

治法：补肾益精，补养气血，调理冲任，活血通络。

方药：双补汤加减。

药用：党参20g，当归15g，紫河车10g，鹿角片10g，龟板（先煎）30g，制首乌15g，枸杞子15g，淫羊藿30g，巴戟天15g，丹参30g，红花10g。3剂，日1剂，水煎，分3次服。

二诊：服3剂后，自觉身体有力，烘热、心烦、失眠明显好转。证药适当，守上方，加益母草30g，泽兰15g，莪术10g，加强调经的药力，再服5剂。

三诊：药服到4剂时，月经来潮，量中等、色红，其兼症消失。为巩固疗效，上方去益母草、红花，加黄芪30g，山药30g，再服10剂。3个月后随访，月经正常，身体健康。

按：卵巢早衰引起的闭经，是由多种因素造成的。因为妇女以血为本，以气为用，经水的生成由多脏腑参与、协调才能正常。如心主血，肝藏血，脾统血，肾藏精，精化血，起到生化、储存、统摄、调节作用。血的运行全靠气的调节作用，气血调和，疾病不生，气又依靠血的滋养，"气为血帅""血为气母"，气血相互依存。闭经主要在肾。肾虚，经血不足，精亏气少，冲任血虚，任脉气衰，胞宫胞脉失养，经水少、渐断而致闭经。治疗宜滋肾，补气血，调冲任，通经。如出现心、肝、脾合并症时，在治疗主症的同时，给予兼症的治疗，这样效果才会更好。方中党参、当归补气血，首乌、枸杞子、紫河车补肾阴，淫羊藿、巴戟天、鹿角片，补肾阳，龟板育阴滋阴，益母草、红花活血通经。

现代药理学证实，本方诸药含有各种性激素，有补充雌激素的作用。例如：紫河车含有雌激素和促性腺激素，二者能促进子宫和卵巢的生长发育，以及具有抗早衰的作用；淫羊藿含有促卵巢激素、黄体生成素、雌激素等，既补肾壮阳，又有抗衰老的作用，对生长发育和恢复卵巢功能有一定作用；鹿角含有卵泡激素"雌酮"，有补肾、促进生长发育和抗疲劳的作用。益母草、红花有活血化瘀、调经作用，能改善卵巢内的血液流量,增加子宫内的血液供应,促进月经的恢复,促进卵巢的功能的恢复。

段老曾于 2008 年 6 月至 2009 年 12 月,于门诊共治疗卵巢功能早衰引起的闭经有 36 例。运用加减双补汤与加减桃红四物汤交替使用,取得了较好的疗效。

方一(加减双补汤):黄芪 30g,当归 15g,紫河车 10g,龟甲胶 15g,鹿角胶 15g,制首乌 20g,枸杞子 15g,淫羊藿 30g,巴戟天 15g,覆盆子 15g,益母草 30g,红花 8g。

随症加减:纳差加山药、白术,失眠加酸枣仁、龙齿,烘热出汗加浮小麦、糯米根、牡蛎,心烦口苦加莲子心、黄连,五心潮热加生地黄、地骨皮,少气乏力加党参、白术,月经久闭加三棱、莪术。

方二(加减桃红四物汤):丹参 30g,当归 15g,川芎 15g,熟地 15g,桃仁 10g,红花 10g,益母草 30g,泽兰 15g,三棱 10g,莪术 10g,牛膝 15g。

治疗方法采用 7-3 法,即方一 7 剂,方二 3 剂。首服方一 7 剂完后,接服方二 3 剂,服完后停药 3~5 天,待月经来潮。如未行经,接上方继续服用,为下一个月的治疗。如月经来潮已净,再服方一作为巩固性治疗,不再服方二。日 1 剂,水煎,分 3 次服,10 剂为 1 个疗程,服 2~3 个疗程。治疗 3 个疗程,36 例闭经患者中 20 例月经恢复正常。

三、更年汤

组成:生地 20g,麦冬 15g,山茱萸 15g,丹皮 15g,知母 15g,黄柏 15g,淫羊藿 20g,巴戟天 15g,仙茅 15g,甘草 10g。

功效:调补阴阳,滋阴涵阳。

主治:围绝经期综合征诸症,以肾阴阳俱虚型多见。

见证:烘热易汗,心烦易怒,疲倦乏力,纳差,失眠多梦,月经周期紊乱,苔薄白,脉细等。

方解:妇女一般在49岁左右出现忧郁神疲、心烦易怒、头晕耳鸣、心悸失眠、烘热、自汗等症状,称为围绝经期综合征,是常见病、多发病。妇女在围绝经期由于肾气渐衰,任脉虚,太冲脉衰少,天癸竭,如不能适应过渡阶段的这种生理转变而出现阴阳失衡,脏腑功能紊乱,则会出现上述症状。肾虚是本病之根,由肾的阴阳虚衰,导致心、肝、脾诸脏功能失调,出现各种错杂的证候。据此段老拟定更年汤,本方由二仙汤为底方加减化裁而成,与双补汤有异曲同工之妙。更年汤照顾到围绝经期患者阴阳两虚的本质,因此在温阳的同时,辅以益阴。故用二仙汤中仙茅、淫羊藿、巴戟天温肾助阳,同时与知母、黄柏、丹皮清泻相火而滋肾阴。取生地、麦冬、山茱萸滋补心、肝、肾之阴。

加减:肾阴虚甚者加龟板、鳖甲、地骨皮,肾阳虚甚者加鹿角胶、制附片,血压偏高者加天麻、钩藤、石决明,心烦易怒加栀子、龙胆草,失眠加酸枣仁、首乌藤、合欢皮,脾虚加山药、白术、莲子,气血不足加党参、黄芪、当归、熟地,肢体麻木加鸡血藤、丹参,夜尿多加金樱子、桑螵蛸、益智,月经量多加仙鹤草、茜草、三七粉。

【验案举隅】

案1

吴某,女,48岁,2015年1月8日初诊。

月经已停3个月,近期出现烘热,面潮红,自汗,心烦易怒,忧郁紧张,头痛晕眩,腰酸耳鸣,失眠健忘,手足心热,初诊时舌质红,苔少,脉细数。

辨证:肝肾阴虚。

治法:滋补肝肾,平肝潜阳。

方药:更年汤加减。

药用:生地30g,丹皮15g,山茱萸15g,女贞子30g,枸杞子20g,知母15g,黄柏15g,青蒿10g,龟板30g,山药30g,浮小麦30g,牡蛎30g,甘草10g。服6剂,日1剂。

二诊：服 6 剂药后烘热减轻，情绪有所稳定，守上方加酸枣仁 30g，制远志 15g，夜交藤 30g，再服 6 剂，共服 12 剂。药后烘热已除，睡眠好转。为巩固疗效，建议可自购知柏地黄丸和六味地黄丸继续再服 1 个月。

按：绝经前后出现围绝经期综合征，治法为滋养肝肾，滋阴潜阳，清热降火。方中生地、山茱萸、枸杞子、女贞子滋补肝肾；知母、黄柏、青蒿滋阴清热降火；龟板滋阴潜阳；山药、丹皮补脾肾，清热凉血；浮小麦、牡蛎止汗。本方常用药：组一为生地、枸杞子、山茱萸，滋阴补肾；药组二为黄柏、知母、青蒿，清热降火。

案 2

李某，女，50 岁，2015 年 5 月 24 日初诊。

患者月经已停 1 年，伴有烘热汗出，五心烦热，头晕耳鸣，失眠多梦，腰膝酸软，口干，小便黄，舌质红，脉细数。

辨证：肾阴虚型。

治法：滋阴潜阳。

方药：更年汤加减。

药用：生地，当归，女贞子，山茱萸，菊花，栀子，黄柏，知母，龟板，龙骨，珍珠母，酸枣仁，淫羊藿，沙苑子，浮小麦，牡蛎。3 剂，日 1 剂。

二诊：服 3 剂后烘热汗出减轻，证药适当，守上方再服 6 剂，守上方随症加减，共服 21 剂，诸症消失，半年后随访本病未发，身体健康。

按：对于由肾阴虚、肾阳偏旺造成的诸症，更年汤加减疗效显著。方中生地、当归、女贞子、山茱萸补肾阴益精血；栀子、菊花、黄柏、知母滋阴泻火；龟板、酸枣仁、龙骨、珍珠母益阴潜阳，宁心安神；淫羊藿、沙苑子、浮小麦、牡蛎助阳止汗。

四、清胰汤

组成：柴胡 15g，黄芩 15g，川楝子 15g，郁金 15g，生大黄 6g，红藤 30g，金银花 30g，蒲公英 30g，半夏 10g，甘草 10g，白芍 20g。

功效：疏肝清热，缓急止痛。

方解：清胰汤方中柴胡、郁金、川楝子疏肝理气、行气止痛，金银花、蒲公英、红藤清热解毒，黄芩、生大黄清热通下，白芍、甘草缓急止痛。诸药合用，共奏疏肝理气、清热解毒、行气止痛之效，故疗效较好。

加减：大便干结加番泻叶、芒硝，食滞加山楂、鸡内金、莱菔子，恶心呕吐加竹茹、旋覆花、赭石，发热重加野菊花、紫花地丁、大青叶，湿热重加金钱草、黄柏、栀子，腹胀甚者加大腹皮、木香、厚朴，黄疸者加茵陈、田基黄、龙胆草，小便黄少者加车前子、赤小豆、茯苓皮，有蛔虫者加槟榔、使君子、川楝子皮，肩背痛者加全瓜蒌、薤白、细辛。

第四章 临证经验

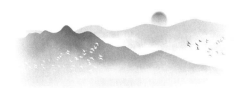

第一节　月　经　病

月经病是妇科常见病,是指以月经的期、量、色、质的异常,伴随月经周期所出现的病状为特征的一类疾病。如月经不调、崩漏、闭经、痛经、月经提前或延后诸证和绝经前后诸证,都是本章治疗探讨的范围。

月经病发生的原因主要是机体气血不足,感受外邪,如外感六淫、内伤七情、饮食不节、劳逸失常、多产、房劳、外伤等。

月经病发病机制:由致病因素引起脏腑功能失常,气血失调,直接或间接损伤冲、任二脉,导致肾、天癸、冲、任、胞宫之间的功能失调,而产生月经疾病。

月经病的辨证要点:月经的期、量、色、质、气味的异常,为辨证的主要依据,结合兼证、舌、脉、征,辨其证的属性。

月经病的治疗原则:重在调经治本,调经的具体治疗有调气血、补肾、扶脾、疏肝。调经又当分清月经不调与他病的关系。经不调而后生诸病者当先调经,因他病而致经不调者当先治他病。注意急者治其标,缓者治其本,全面考虑,灵活运用。

(编者按:本文的医案全为段老门诊病历实录抄方,由于诊间记录仓促,部分病历药物未录剂量,但均为常规用量,特此说明。)

月经常见病有月经先期,月经后期,月经先后无定期,月经过多,月经过少,经期延长,痛经,经间期出血,闭经,崩漏,月经前后诸证等。其治疗分别介绍如下。

一、月经先期

月经周期提前7天以上且连续2个月以上者称为月经先期。

本病发病原因主要是血热,迫血妄行,气虚不能固摄冲任。

治法:以清热益气固冲、任为主,清热不伤正气,阴虚内热月经量少应注意养阴滋血配合治疗。

案1

李某,女,32岁,2009年4月初诊。

患者月经提前10天,量偏多,心胸烦热,小便黄,已3个月。经多方治疗效果不佳。来我处要求中药治疗,就诊时诸症同上,舌质红,苔薄黄,脉细数。

辨证:血热(月经先期)。

治法:清热凉血。

方药:清经汤加减。

药用:丹皮,青蒿,黄柏,地骨皮,生地,麦冬,白芍,茯苓,牡蛎,仙鹤草,茜草。每日1剂,分3次服。

二诊:服3剂后自觉心胸烦热好转,月经量减少,证药适当,守上方去黄柏,加女贞子再服3剂。

三诊:再服3剂后月经正常,诸症消失,守上方,加太子参再服5剂以巩固疗效。半年后随访月经正常,身体健康。

按:本病由血热妄行,冲任不固而致。方中丹皮、青蒿、黄柏清热泻火,生地、地骨皮、麦冬滋阴清热,白芍敛阴柔肝,茯苓滋水宁心,牡蛎、仙鹤草、茜草清热止血。

案2

王某,女,2005年初诊。

患者月经提前8天,量少,色红而黏,已病2个月,经多方治疗,月经先期未愈。经同事介绍来我处要求中药治疗,就诊时诸症同上,自觉内热、面部红赤,手足心烦热,舌质淡红,苔薄黄,脉细数。

辨证:阴虚血热(月经先期)。

治法:滋阴清热。

方药:二地汤加味。

药用:生地,白芍,阿胶,制首乌,地骨皮,女贞子,旱莲草,石斛,玉竹,麦冬,玄参。3剂,日1剂,分3次服。

二诊：服 3 剂，自觉内热减轻，面红，手足心热明显好转。证药适当，守上方去地骨皮、玄参，加西洋参、太子参益气养阴，再服 3 剂，先后共服本方加减 15 剂。月经正常，诸症消失，半年后随访，本病未发。

按：本证由血热妄行，阴虚内热所致。方中生地、白芍、阿胶、制首乌滋养阴血，地骨皮、旱莲草、女贞子清热养阴，麦冬、玄参、石斛、玉竹清热滋阴。

案 3

张某，女，34 岁，2011 年 7 月初诊。

患者月经提前 10 天，量多，已半年余，月经色紫红，质稠，有血块。乳房胁下、少腹胀痛，心烦易怒，口干、苦，小便黄，某医院诊断月经不调，治疗时有好转，近期月经病又发，诸症同上，来我处中药治疗，就诊时，舌质红，苔薄黄，脉弦数。

辨证：肝郁化热。

治法：疏肝清热。

方药：丹栀逍遥散加减。

药用：丹皮，栀子，黄芩，生地，白芍，当归，柴胡，郁金，香附，生龙齿，枣仁，夜交藤。3 剂，日 1 剂，分 3 次服。

二诊：服 3 剂后，月经量减少，心烦易怒、口干苦明显好转，证药适当，守上方，再服 6 副。

三诊：服 6 剂后，月经好转，诸症消失，证药适当，再服 6 剂，先后共服 15 剂，半年后随访本病未发。

按：肝郁气滞化火引起本病。方中丹皮、栀子、黄芩清泻肝火，白芍、生地、当归滋阴柔肝，柴胡、郁金、香附疏肝解郁，生龙齿、夜交藤、酸枣仁镇惊安神。

案 4

孙某，女，40 岁，2012 年 5 月初诊。

患者月经提前已有 4 个月,每次提前 10～15 日,量较多,色淡,质清稀,神疲乏力,心悸等,舌质淡,苔薄白,脉虚弱。

辨证:脾气虚弱(月经先期)。

治法:补气摄血。

方药:归脾汤加减。

药用:党参,黄芪,白术,茯苓,熟地,枸杞子,远志,酸枣仁,升麻,仙鹤草。3 剂,日 1 剂,分 3 次服。

二诊:服 3 剂后月经量减少,诸症减轻。证药适当,守上方加山药、大枣,气盛血自止,再服 6 剂,先后共服 15 剂月经正常,半年后随访本病未发。

按:本病由脾虚气弱,血失统摄而致。方中党参、黄芪补中气,白术、茯苓、熟地、枸杞子补肾固冲任,远志、酸枣仁宁心安神,升麻、仙鹤草提升止血。

二、月经后期

月经延长 7 天以上且连续 2 个月经周期以上者称为月经后期。发病原因:虚者,是因气血亏损,血源不足,血海不能按时满盈;实者,多由气滞血瘀,冲任受阻或寒凝血瘀引起。

案 1

王某,女,28 岁,2008 年 8 月初诊。

患者月经后延 15 天已有 4 个月。量少,色暗红,有血块,少腹冷痛,舌质紫暗,苔白,脉沉紧。

辨证:血虚寒凝(月经后期)。

治法:温经散寒调经。

方药:温经汤加味。

药用:当归,川芎,白芍,熟地,桂枝,炮姜,党参,吴茱萸,菟丝子,阿胶。3 剂,日 1 剂,分 3 次服。

二诊:服 3 剂后少腹冷痛明显减轻,证药适当,守上方加黄芪、小茴香,再服 6 剂。

三诊:服 6 剂后月经正常,少腹冷痛消失。医嘱再服上方 6 剂以巩固疗效,半年后随访病全愈。

按:阳气虚弱,营血亏损,血海不能满溢。方中四物汤加阿胶养血调经,吴茱萸、桂枝、炮姜温经散寒,党参益气,菟丝子补肾。

案 2

陈某,女,33 岁,2011 年 4 月初诊。

患者月经期后延已 4 个月,量少,色淡,无血块,头晕,面色不荣,舌质淡,苔薄白,脉细弱。

辨证:气血亏虚。

治法:益气养血调经。

药用:当归,熟地,阿胶,党参,黄芪,白术,厚朴,陈皮,生姜,远志,酸枣仁,五味子,桂枝。5 剂,日 1 剂。

二诊:服 5 剂后月经正常,头晕、心悸明显好转。证药适当,守上方去生姜加大枣再服 6 剂。

三诊:服 6 剂后,月经正常。守上方再服 6 剂,先后共服 18 剂。半年后随访本病未发。

按:本案患者由于荣血亏损致病,用补血益气法治疗。方中当归、熟地、阿胶养血补血,党参、黄芪、白术补中益气,厚朴、陈皮、生姜、桂枝理气温胃,远志、五味子、酸枣仁宁心安神。

案 3

田某,女,40 岁,2005 年 4 月初诊。

患者月经后延已 6 个月,量少,色暗,有血块,小腹胀痛,胸、胁两侧胀痛,近来因家庭矛盾诸症加重,来我处就医,诸症同上,舌质暗,苔薄黄,脉弦涩。

辨证:气滞肝郁。

治法:清肝解郁。

方药：丹栀逍遥散加减。

药用：柴胡，香附，郁金，白芍，当归，牛膝，丹皮，栀子，龙胆草，延胡索，益母草，泽兰。4剂，日1剂。

二诊：服4剂后，自觉胸闷、小腹痛均有减轻，证药适当，守上方去龙胆草，加山药，再服6剂。

三诊：服6剂后月经基本正常，诸症也基本消失，为巩固疗效，守上方再服6剂。半年后随访，本病未发。

按：本病由忧思伤气，气滞肝郁所致。方中柴胡、香附、郁金疏肝解郁；白芍、当归、养血柔肝；丹皮、栀子、胆草清肝胆之热；牛膝、益母草、泽兰、延胡索活血化瘀，行气止痛。

三、月经先后无定期

月经不按时来潮，或前或后，称为月经先后无定期。其原因是气血失调，冲任功能紊乱，肝郁。本病以肾虚多见。

案

周某，女，28岁，2012年5月初诊。

主诉：月经周期或前或后，量有多，有少，色淡，已病年余，出现乳房，胸胁，少腹胀痛，头晕，耳鸣，腰酸乏力。来我处就医时舌质淡，苔薄白，脉细弦。

辨证：肝郁肾虚。

治法：疏肝补肾。

药用：人参，山药，柴胡，郁金，香附，当归，白芍，熟地，女贞子，补骨脂，川续断，菟丝子。4剂，日1剂。

二诊：服4剂后自觉症好转，证药适当，再服6剂。

三诊：服6剂后，月经周期正常，量增多、乳胀、腰酸等均有明显好转。守上方，去柴胡、香附，加黄精、阿胶，再服6剂。

四诊：服6剂后月经正常，诸症消失。为巩固疗效，守上方再服6剂。半年后随访本病未发。

按：本症由肝郁肾虚所致，治法采用疏肝补肾。方中人参、山药健脾益气，柴胡、郁金、香附疏肝解郁，当归、白芍、熟地、女贞子养血调经，补骨脂、川续断、菟丝子补肾助阳。

四、月经过多

案1

吴某，女，38岁，2015年9月初诊。

患者月经量多已年余，经色淡，经质如水，少气乏力，四肢酸软，进来月经量多，来我处中药治疗，应诊时诸症同上，面色㿠白，舌质淡，苔薄白，脉虚弱。

辨证：气虚。

治法：补气摄血，止血。

方药：大补血汤。

药用：党参，黄芪，黄精，当归，白芍，阿胶，牡蛎，乌贼骨，制首乌，三七粉（冲服）。3剂，日1剂，分3次服。

二诊：服3剂后经量减少，少气乏力好转，证药适当，再服6剂。

三诊：服6剂后月经基本正常，守上方加熟地、山药，再服6剂。先后共服21剂，本病基本正常。半年后随访，本病未发。

按：本病由气虚失统，冲任不固而致。方中党参、黄芪、黄精健脾益气生血，当归、白芍、阿胶、制首乌滋阴补血，牡蛎、乌贼骨、三七粉摄血止血。

案2

周某，女，28岁，2013年4月初诊。

患者月经量多已8个月，经色红，质黏稠，有血块，行经时腰胀痛，口干渴，小便黄，舌质红，苔薄黄，脉滑数。

辨证：血热。

治法：清热凉血。

药用：生地，白芍，地骨皮，知母，黄柏，黄芩，黄连，当归，赤芍，香附,阿胶,茜草,乌贼骨。5剂,日1剂。

二诊:后月经量减少,证药相符,守上方去赤芍、黄连,加太子参、石斛再服6剂,先后服21剂月经正常,诸症消失。半年随访,诸症未发。

按:本病因气火兼盛,血热妄行,用清热凉血法。方中生地、白芍、地骨皮凉血养阴,知母、黄柏、黄芩、黄连清热泻火,当归、赤芍、香附活血行气止痛,阿胶、茜草、乌贼骨止血固经。

五、月经量过少

案1

高某,女,30岁,2015年初诊。

患者月经量少,已有年余,因长期服减肥药和节食,经色淡,伴有头晕,耳鸣,心悸,小腹空痛,腰腿酸软,四肢不温,舌质淡,少苔,脉细弱。

辨证:气血两虚。

治法:补气养血调经。

方药:八珍益母丸加减。

药用:当归,川芎,白芍,熟地,党参,白术,茯苓,甘草,益母草,牛膝。3剂,日1剂,医嘱停止服减肥药,加强营养。

二诊:服3剂药后自觉精神好转,守上方,加黄芪、阿胶,再服6剂,先后共服15剂月经正常。

半年后随访本病痊愈。

按:月经周期正常,经量减少或行经时间缩短,称为月经量少。其原因为营血不足,血海空虚,冲任受阻,血行不畅,多见于气虚血瘀。

本病因减肥造成气血不足,经量少,治宜补气养血调经。方中四物汤养血,四君子汤补气,益母草、牛膝祛瘀生新,活血调经。

案2

钱某,女,38岁,2013年5月初诊。

患者人工流产5次，恐再受孕，服避孕药至今，出现月经量少，仅有2天，头晕眼花，少气乏力，腰腿酸弱，耳鸣，皮肤干燥，舌质淡，苔薄白，脉细弱。

辨证：脾肾不足。

治法：补肾健脾，佐以养血益气。

方药：圣愈汤加减。

药用：当归，白芍，熟地，阿胶，党参，黄芪，白术，山药，淫羊藿，川续断，杜仲，紫河车。6剂，日1剂。

二诊：服6剂后诸症好转，证药适当，守上方先后共服20剂。月经正常，身体健康。

按：因多次流产，损伤脾肾，经水不足，月经量少，补肾健脾，佐以养血益气。方中当归、白芍、熟地、阿胶滋阴补血，党参、黄芪、山药、白术健脾益气，川续断、杜仲、淫羊藿、紫河车补肾强腰。

案3

李某，女，28岁，2017年9月1日初诊。

2年前人工流产术后月经量较前明显减少，5天干净，前两天每日2个卫生巾，湿透大半，后3天每日1个护垫，平素四肢冰凉，经前乳房胀痛，经期小腹冷、腰背酸胀，伴有轻度痛经、少量血块。既往健康状况良好，人工流产1次，无其他手术史，无其他疾病，无过敏史。性格较内向，易生气，余无特殊。12岁初潮，经期4～5天，周期29～32天，末次月经为2017年8月20日。无特殊家族史。查体示形体偏瘦，舌暗红有瘀点，苔薄白，脉沉弦。2017年8月18日辅助检查示尿HCG阴性，性激素全套未见明显异常。妇科彩超未见明显异常，子宫内膜厚8mm。

西医诊断：月经失调。

中医诊断：月经过少。

辨证：肾虚兼气滞血瘀。

治法：补肾调经，行气活血。

方药：补血汤加减。

药用：晒参15g，黄芪30g，当归20g，熟地15g，黄精20g，制何首乌30g，枸杞子15g，山茱萸15g，菟丝子15g，女贞子30g，香附15g，郁金15g，莪术10g，红花10g，水蛭3g，淫羊藿15g，巴戟天15g，炙甘草6g。15剂，水煎，日1剂，分3次服。嘱暂时避孕，忌辛辣、油腻、寒凉食物。

2017年10月8日二诊：服药后，2017年9月19日月经来潮，月经量较前稍增多，血块减少，乳房胀痛、腰背酸胀状明显减轻。辨证同前，效不更方，嘱月经干净后继续口服中药15剂，注意适量运动，保持心情舒畅。

2017年12月10日三诊：近2个月经量明显增多，基本达到既往正常经量，月经周期正常，经期未诉特殊不适，嘱停药。

 段老治疗月经量少经验

1.探求病机分清标本

月经过少是指月经量明显减少，少于平时正常经量的1/2，或不足30ml，或行经持续时间仅1～2天，甚或点滴即净，连续2个周期或以上。若未进行及时诊治，发生于青春期和育龄期可发展为闭经，严重者可导致不孕。发生在围绝经期可逐渐发展成绝经。月经量与"下丘脑-垂体-性腺轴"功能失调，以及女性生殖器官是否正常发育紧密相关。近年来，随着临床宫腔操作的增加，宫腔粘连的发病率明显升高。宫腔操作的主要月经变化表现为月经量过少，甚至闭经。治疗宫腔粘连常用方法有雌孕激素序贯疗法、宫腔镜下分粘，或放置扩张球囊等。月经过少属中医"经水涩少""经水少""经量过少"范畴。王肯堂《证治准绳·女科·调经门》认为，月经过少分为虚、实两端，并提出治法为"经水涩少，为虚为涩，虚则补之，涩则濡之"。段老概括其以虚证或本虚标实证为主：虚者以肾虚、血虚为主，实者多为气滞血瘀或痰湿阻滞。治疗重在补肾养血，活血调经，根据兼证不同治以理气活血、祛湿化痰之法。肾精不足，精血亏虚。《素问·阴阳应象大论篇》指出"治病必求于本"，此处"本"是指病因病机。段老认为，月经过少的基本病机以肾精不足，精血亏虚为主。《医学正传》曰："月水全借肾水施化，肾水既乏，则经血日以干涸。"傅青主有论："经水出诸肾"，肾水足则经量多，肾水少则经量少。

段老分析指出，肾为先天之精，若先天禀赋不足，精水亏虚，或堕胎、房劳伤肾，肾气亏虚，精血不充，天癸至而不盛，血海不满，则经行量少。《妇人大全良方》指出"妇人以血为本，以血为用"，张介宾《景岳全书·妇人规》载"然虚者极多，实者极少，故调经之要，贵在补脾胃以滋血之源，养肾气以安血之室，知斯二者，则尽善矣"。由此可见，若饮食不节，伤及脾胃，脾虚气血化源不足，血海枯竭，或大病久病伤血，致营血亏虚，均可致月经量少。又载："凡其源源而来，生化于脾，总统于心，藏受于肝，宣布于肺，施泄于肾。"肾脾又有先后天关系，肾精充养，赖于脾之健运，脾阳运化离不开肾阳之温煦，故肾占有主导地位。肾藏精，为生殖之本，寓元阴元阳，为气血之始，肾气盛，天癸充，太冲脉盛则月事以时下。因此，治疗月经过少时应注重益肾填精，培元固本。本虚标实，内阻胞宫。段老指出，现代女性生活不规律，饮食不节是月经量少的重要原因。《女科经纶》曰："百病皆生于气，而于妇女尤为甚……妇人以血为海，妇人从于人，凡事不得专行，每多忧思、忿怒，郁气居多。"唐容川《血证论·脏腑病机论》曰："肝属木，木气冲和条达，不致遏郁，则血脉得畅。"气行则血行，忧思过度则气结，气结则血亦结，结逆于脏腑经络，经血不畅则引起月经过少。《万氏妇人科·调经章》言："肥人经水来少者，责其痰碍经水也。"由此可见，平素饮食不节，好食辛辣生冷之品，导致脾胃运化功能失调，痰湿内生，气血不畅，阻滞胞宫，点滴而下则发为月经过少。常见患者舌淡红、胖，有齿痕，苔白腻，脉滑。或因压力较大，肝气不顺，郁结日久，气滞胞宫，日久成瘀，瘀阻胞宫导致经血不畅，量少，舌脉常表现为舌暗红苔腻，脉弦。治疗月经过少应补泻兼施，以益肾调经为主，根据舌脉辨证辅以理气活血，或祛湿化痰，方可奏效。

2.辨证选方,匠心独运

段老根据月经过少以肾精不足、精血亏虚为本,兼气滞、夹痰、夹瘀的病因病机,自拟补血汤加减,力求标本兼顾,补肾填精,补益气血以调经,取得显著疗效。方药基本组成为生晒参、黄芪、当归、黄精、熟地、制何首乌、枸杞子、女贞子、山茱萸,有益肾填精、活血调经功效。生晒参有大补元气,健脾益肺之效。《神农本草经》把黄芪列为上品,"主痈疽,久败疮,排脓止痛,大风癫疾,五痔鼠瘘,补虚,小儿百病",黄芪为补气之长,寓有形之血生于无形之气,使气旺血生,以资化源。当归养血活血调经,其味甘而温,气轻而辛,故又能行血,寓补中有动,行中有补。药理研究表明,当归有抗血小板凝集、升高外周血流量、缓解平滑肌痉挛等作用。黄精味甘,性平,质滋润,具有补气养阴、润肺益肾之功。熟地味甘,性微温,《本草纲目》载其"填骨髓,长肌肉,生精血,补五脏内伤不足,通血脉,利耳目,黑须发,男子五劳七伤,女子伤中胞漏,经候不调,胎产百病"。制何首乌补肝肾,益精血,调经血。枸杞子味甘,性平,归肝、肾经,《本草纲目》记载:"枸杞子甘平而润,性滋补……能补肾、润肺、生精、益气,此乃平补之药"。研究证明,枸杞子提取物能调节神经内分泌系统,增加大鼠脑垂体和卵巢的重量,增加雌、孕激素的分泌水平,诱发排卵等。女贞子性凉,味甘、苦,《神农本草经疏》记载:"此药气味俱阴,正入肾除热补精之要品,肾得补,则五脏自安,精神自足,百疾去而身肥健矣。"山茱萸性酸、涩、微温,为滋补肝肾、调经养血之上品。诸药合用,共奏益肾填精、活血调经之功。段老在临床应用上,四诊合参,根据临床症状、舌脉,辨证选方,灵活加减。若舌质紫暗,经血暗红、有血块,性格郁郁寡欢者,配柴胡、郁金、香附理气解郁,三棱、莪术、水蛭、益母草活血通经;若形体偏胖,痰湿较重者,配以苍术、白术健脾燥湿,车前子、泽泻利水渗湿化浊;若平素四肢不温,经期小腹凉,则加入淫羊藿、巴戟天、菟丝子以温补肾阳。与此同时,段老采用中西医结合之法,仔细询问病史,结合孕检、性激素全套、妇科彩超等检查结果,考虑妊娠、人工流产术、宫腔粘连、子宫肌瘤等因素的影响,谨慎处方,科学用药,根据不同情况采用个体化治疗方案,结合针灸、按摩、贴敷等法,必要时中西医结合治疗。

六、经期延长

案 1

孙某,女,30岁,2012年5月初诊。

患者月经延长已半年。月经30～40天才停,经色淡,质清,伴有心悸失眠,神疲乏力,纳差,大便偏稀,舌质淡,苔薄白,脉虚弱。

辨证:气虚失统。

治法:益气健脾,固经止血。

方药:归脾汤加减。

药用:党参,黄芪,白术,甘草,茯神,远志,酸枣仁,当归,熟地,阿胶,乌贼骨,血余炭,仙鹤草。6剂,日1剂。

二诊:服6剂后,食量增加,神疲乏力明显好转,证药适当,守上方去党参改晒参,加茜草。

三诊:服6剂后月经基本正常,守上方去仙鹤草、血余炭,加山药、大枣。先后共服21剂,半年后随访,月经正常,身体健康。

按:月经周期基本正常,行经7天以上甚至淋漓半个月,称为经期延长。造成本病的重要原因,多为气血不足,冲任气血失调,新血不能归经或阴虚内热等。治疗原则为气虚者补气摄血,血热者养阴清热。

本例患者由素体虚弱,脾虚失统而经期延长,治宜益气健脾,固经止血。方中党参、黄芪、白术、甘草补脾益气,茯神、远志、枣仁宁心安志,当归、熟地、阿胶补血养心,乌贼骨、血余炭、仙鹤草固摄止血。

案 2

周某,女,27岁,2014年5月初诊。

患者月经过期10天月经不止,已半年。月经量少,色红质稠,潮热汗出,手足心热,颧红,口干,舌质红,少苔,脉细数。

辨证:阴虚内热。

治法：养阴清热止血。

药用：生地，地骨皮，丹皮，黄芩，栀子，黄柏，知母，女贞子，旱连，阿胶，仙鹤草，茜草，乌贼骨。6剂，日1剂。

二诊：服6剂后月经止，自觉潮热汗出，手足心热明显减轻，证药适当，守上方，去黄柏、仙鹤草，加晒参、黄芪，服6剂。

三诊：服6剂后诸症消失，为巩固疗效守上方加当归、大枣、山药再服10剂，半年后随访，月经正常，身体健康。

按：本病病因为阴虚内热过盛，治宜养阴清热止血。方中生地、地骨皮、丹皮凉血滋阴，黄芩、栀子、黄柏、知母清热泻火，女贞子、旱莲草、阿胶滋阴生血，仙鹤草、茜草、乌贼骨清热止血。

七、痛经

案1

陈某，女，16岁，2016年2月初诊。

患者痛经2年，经前2日腹痛，腰痛，痛时如刀刺，拒按，服止痛片无效，月经量少，色紫黑，有血块，血块下痛减，舌质暗，有瘀斑，脉沉迟。

辨证：气滞血瘀。

治法：行气活血，化瘀止痛。

药用：当归，川芎，赤芍，香附，五灵脂，生蒲黄，桃仁，红花，延胡索，丹参，益母草，牛膝。3剂，日1剂。

二诊，服3剂后月经疼痛减轻，守上方去五灵脂、生蒲黄加太子参、黄精以益气养阴，助气行血。守上方服5剂。

三诊：服5剂后痛经止，守上方去桃仁，加熟地再服6剂，先后共服22剂，其母从秀山电告女儿病愈。

按：妇女在行经期或经前经后小腹及腰部疼痛，甚者剧痛难忍，称为痛经，又称行经腹痛。痛经分为原发性痛经与继发性痛经。痛经主要病理为气血不畅，不通则痛。其证型有气滞血瘀，寒湿凝滞，血热瘀结。治疗原则以调冲任气血为主，在行经时调经止痛为标，平时辨证求因治本。

本例患者为气滞血瘀重症，方中当归、川芎、赤芍活血化瘀，香附、五灵脂、生蒲黄理气止痛，桃仁、红花、延胡索活血化瘀止痛，丹参、益母草、牛膝活血调经，引经下行。

案2

郑某，女，32岁，2014年7月初诊。

患者痛经4年，经期少腹冷痛，发凉，得热痛减，经量少，色黑，有血块，苔白腻，脉沉紧。

辨证：寒湿凝滞。

治法：温经散寒除湿。

方药：失笑散加减。

药用：生蒲黄，五灵脂，当归，川芎，赤芍，延胡索，川楝子，桂枝，小茴香，干姜，艾叶。3剂，日1剂。

二诊：服3剂后痛经减轻，血块减少，证药适当，守上方，再服6剂。

三诊：服6剂后月经期不痛，为巩固疗效，增强体质，以党参、黄芪、当归、熟地、制首乌、枸杞子、山茱萸、女贞子、淫羊藿、仙茅、益智仁、补骨脂、阿胶、香附、川芎，鹿胶做丸药服用数月。

按：本例患者寒湿客于胞宫。气血运行不畅，不通则痛。方中生蒲黄、五灵脂、当归、川芎活血化瘀，赤芍、延胡索、川楝子、香附理气活血止痛。桂枝、小茴香、干姜、艾叶温经散寒止痛。

案3

王某，女，31岁，2012年6月初诊。

患者痛经2年余，痛时能忍受，本月月经来前2日腹痛，按时痛减，面色苍白，语言低微，身倦乏力，心悸气短，纳差，经量少，色淡质稀，舌质淡，苔薄白，脉细弱。

辨证：气血虚弱。

治法：补气养血调经。

方药：圣愈汤。

药用：人参，黄芪，山药，白芍，当归，川芎，阿胶，香附，艾叶，益母草，泽兰，淫羊藿，仙茅，杜仲，补骨脂。6剂，日1剂。

二诊：服6剂后腹痛缓解，心悸、气短、乏力明显好转。证药适当，守上方再服6剂，先后共服21剂。以后随访，本病未发。

按：本病由气血虚弱，胞脉失养所致，治宜补气养血调经。方中人参、黄芪、山药益气健脾，当归、川芎、白芍、阿胶养血，调经，香附、艾叶、益母草、泽兰理气散寒止痛调经，补骨脂、杜仲、仙茅、淫羊藿补肾助阳。

案4

王某，女，24岁，2012年3月4日初诊。

患者13岁月经初潮，每次行经时少腹胀痛，甚则连及胸胁，有时有刺痛，月经过少，淋漓不畅，有血块，色黑，血块下后疼痛减轻，性情急躁，苔薄白，脉弦。

辨证：气滞血瘀。

治法：疏肝行气，活血止痛。

方药：疏肝解郁汤。

药用：柴胡，郁金，香附，当归，赤芍，桃仁，红花，延胡索，莪术，益母草，泽兰，五灵脂。3剂，水煎服，日1剂，分3次服。

二诊：服3剂后，少腹痛止，胸胁胀痛消失，证药适当，守上方去延胡索、莪术、五灵脂，加党参、黄芪、白术，益气健脾以巩固疗效，继服。6个月后随访，未复发。

按：本病由情志失调，气滞血瘀所致，治宜疏肝行气，活血止痛。方中柴胡、郁金、香附行气疏肝止痛，当归、赤芍、桃仁、红花活血化瘀，延胡索、莪术、五灵脂化瘀止痛。

案 5

王某,女,14 岁,2013 年 7 月 11 日初诊。

患者因"经期小腹疼痛 1 年,加重 2 个月"就诊,既往月经周期规律,27~30 天一行,持续 4~6 天,12 岁初潮,1 年后自觉经行腹痛,月经第 1 日最为明显。末次月经为 2013 年 7 月 10 日,现小腹冷痛,经色暗,有血条血块,面色青白,四肢冷,喜温喜按,得温痛减,痛甚时恶心呕吐,腹泻。近 2 个月由于天气炎热,过食雪糕等生冷之品,而致经行腹痛加重;舌质暗,苔薄,边有瘀点,脉沉紧。

辨证:寒凝血瘀。

治法:活血祛瘀,温经止痛。

方药:小茴香 15g,炮姜 15g,五灵脂 15g,蒲黄 15g,延胡索 15g,当归 15g,肉桂 10g,川芎 15g,赤芍 15g,没药 15g,白芍 20g,香附 15g。共 5 剂,水煎服,日 1 剂,分 3 次温服。

嘱患者于下次月经前 7 日来院就诊。

2013 年 8 月 3 日二诊:患者自述服药后疼痛明显缓解,现守上方继服 7 剂,待月经来潮。连服 3 个月经周期后,随访,患者一般状况良好。

按:患者天癸初至而肾气未充,素体阳虚、元阳不振为内因,加之经期饮食寒凉,寒客冲任,寒凝血瘀,气血运行不畅,不通则痛,故痛经发作。小茴香温肾暖肝、行气止痛,炮姜温中散寒、回阳通脉,二药共为君药以温经通络,散寒止痛;五灵脂入肝经血分,功善通利血脉、散瘀止痛;蒲黄行血消瘀;延胡索为"气中之血药",能行血中气滞、气中血滞,理一身内外上下诸痛,是活血行气止痛之佳品;当归能通血滞,补血虚,润血枯,扶血乱,故补而不滞,是良好的补血活血药;肉桂为纯阳之品,有补火助阳、散寒止痛、温通经脉、引火归元、益阳消阴之功,为治疗下元虚冷的要药;川芎辛香行散,活血行气,祛风止痛,既能活血祛瘀以调经,又能行气开郁而止痛,其可上行头目,下调经水，中开郁结，为血中气药；当归与川芎配伍，气血兼顾，养血调经，行气活血、散瘀止痛之力增强；赤芍祛瘀行滞以缓解疼痛；没药活血行气止痛；香附、白芍增强理气止痛功效。全方共奏温经散寒、祛瘀止痛之功。

 段老治疗痛经经验总结

痛经最早见于《金匮要略·妇人杂病脉证并治》，其载"带下，经水不利，少腹满痛，经一月再见"。历代医家对于该病的病因病机具有不同见解：张仲景认为痛经多由血瘀引起；巢元方《诸病源候论》云"妇人月水来腹痛者，由劳伤血气，以致体虚，受风冷之气，客于包络，损冲任之脉……其经血虚，受风冷，故月水将来之际，血气动于风冷，风冷与血气相击，故令痛也"，认为妇女经行腹痛因风寒客于冲任之脉而起；陈自明认为，"寒气客于血室"导致痛经；朱丹溪则认为气滞血瘀，湿热蕴结，气血虚弱均可导致痛经；《沈氏女科辑要笺正》云"经前腹痛无非厥阴气滞，络脉不舒"，认为气滞为痛经的重要病因；傅青主认为痛经主要病因为肾虚，肝郁，湿热，寒湿；张景岳认为"经行腹痛，证有虚实，实者或因寒滞，或因血滞，或因气滞，或因热滞。虚者有因血虚，有因气虚。然实痛者多痛于未行之前，经通而痛自减，虚痛者痛于既行之后，血去而痛未止，或血去而痛益甚。大多可按可揉者为虚，拒按拒揉者为实，有滞无滞，于此可察"。诸家所言观点各有异同，辨证审因，各有侧重。

1.痛辨虚实，治分主次

段老对于妇科痛经具有自己独到的见解。其认为：痛经的发生与冲任、胞宫的周期性生理变化密切相关，主要病机在于邪气内伏或精血亏虚，更值经期前后，冲、任二脉气血的生理变化急骤，导致胞宫气机不畅，"不通则痛"，或冲任、胞宫失于濡养，"不荣则痛"，故使痛经发作。痛经主要症状是"痛"，辨痛的虚实是重要环节，但尚需审证求因。以症状别虚实而言，虽有痛在经前属实、经后属虚之说，但临床不能绝对以此为依据。临证辨治，除四诊合参外，尚须注意

第四章 临证经验

经血或瘀块排出后腹痛是否减轻以辨虚实。至于虚实孰重孰轻，张介宾在《景岳全书·妇人规》中谈及："凡妇人经行作痛，挟虚者多，全实者少"。段老认为，痛经病机大多数是虚实夹杂，以实为主，而单纯属实或单纯属虚者少见。其中。虚实夹杂尤以阳虚寒凝、胞络不通为主。因此，在治疗上分清虚实而予补虚泻实之法，兼顾主次。

2. 止痛治标，审因求本

段老治疗痛经，首先根据疼痛的时间、部位、性质及程度辨虚实寒热，临证还结合患者的月经期、量、色、质，伴随症状，有无瘀块排出，舌、脉及个人体质和病史进行综合具体分析。段老认为，经行腹痛，究其病机，无论是气滞、寒凝，还是热结、虚损，最终导致气血运行不畅、瘀血凝滞冲任，病位在子宫、冲任，变化在气血。治疗宜活血化瘀，温散疏通，调理冲任。痛剧时急则治其标，以止痛为先，痛缓时应以治本为主，临证时两者不能截然划分。因此，治疗本病段老倡导求因为主，止痛为辅，治病必求于本，不主张单一应用止痛药。

段老根据《内经》"痛者，寒气多也，有寒故痛也"的理论，结合多年的临床观察，认为痛经以寒凝血瘀者较多。而寒邪又可以分为内寒和外寒。内寒是指素体阳虚，元阳不振，内寒从生；外寒是指因过食寒凉之品，或经期受寒而致。《景岳全书·妇人规》曰："若寒滞于经，或因外寒所逆，或素日不慎寒凉，以致凝结不行则留聚为痛。"段老认为，应当遵循"不通则痛，不荣则痛"的原则。寒为阴邪，易伤阳气，且寒性凝滞，易使经脉气血运行不畅，故不通则痛。而瘀血是导致痛经的主要机制，瘀血形成之后，因"瘀血不去，新血不生"，使胞宫失去正常血液的濡养作用，而产生经期疼痛，即"不荣则痛"。

3. 配伍经验

临床实际中，痛经多数见于青年女性，这类患者一般有小腹受凉史。例如：冷天坦胸露腹，衣着单薄；过食寒凉史，如过食冰激凌、牛冷瓜果；盆腔炎病史或妇科手术史等。寒邪客于冲任胞宫，导致气血凝滞不畅，发为痛经。且临床患者中多数表现为经期前中期小腹疼痛，甚者向腰骶部放射，经色暗，有血块，同时伴有肢凉、怕冷、喜暖。故在治疗上，段老多采用活血祛瘀、温经止痛之少腹逐瘀汤来治疗。

王清任在《医林改错》中论曰："此方(少腹逐瘀汤)治少腹积块疼痛,或有积块不疼痛,或疼痛而无积块,或少腹胀满,或经血见时,先腰酸少腹胀,或经血一月见三、五次,接连不断,断而又来,其色或紫,或黑,或块,或崩漏,兼少腹疼痛,或粉红兼白带,皆能治之,效不可尽述。"方中当归、川芎、赤芍活血散瘀,养血调经;小茴香、干姜、肉桂散寒通阳,温暖冲任;蒲黄、五灵脂、延胡索、没药活血祛瘀,散结定痛。诸药相配,共成化瘀散结、温阳散寒、调经止痛之功。

段老治痛经,善用蒲黄,强调蒲黄生用,用量不宜过重,用以化瘀祛实。此药专入血分,以清香之气兼行气血,气血顺行则冲任条达,瘀去痛止。处方讲究君臣,用药精炼,喜配对药。常用生蒲黄、五灵脂活血行瘀止痛;木香、小茴香行气止痛;川楝子、延胡索理气止痛;香附、延胡索理气散瘀;丹参、郁金祛瘀止痛;赤芍、牡丹皮凉血散瘀止痛;香附、乳香、没药理气化瘀;香附、乌药理气调经;乳香、没药行气散血;香附、当归使气血得温,血络畅通,通则不痛。

段老强调服药时间应在行经前7天开始服用,直至月经来潮,这样可使血块不易形成而使经血畅通。否则效果不显,尚需连续服3个月以巩固疗效。

段老治疗痛经有其独特的认识及方法,认为治疗痛经,以止痛为效,但止痛不是目的,更不是主要的治法,应追根溯源,求因治本,辨证施治,方能达到最好的效果,直至痊愈。痛经治愈后,也要注意经期卫生,保持心情舒畅,精神愉悦,舒缓自身压力,慎起居,避风寒,勿食生冷及有刺激性的食物,以巩固疗效,以防疾病复发。

八、经间期出血

案

唐某,女,2015年8月初诊。

患者经间期出血已4年余,量少,色红,无血块,头晕,耳鸣,舌质微红,苔薄黄,脉细数。

辨证:肾阴虚。

治法:滋阴止血。

方药:二地汤加减。

药用:生地,地骨皮,丹皮,知母,当归,白芍,麦冬,玄参,侧柏炭,旱莲草,仙鹤草,茜草。4剂,日1剂。

二诊:服4剂后经间出血已止,其他症状有好转。证药适当,守上方再服6剂,下次月经时继服3剂。

按:月经经间期出血又称为月经后期出血,(相当排卵期),出血2~3天,量少,周期正常。主因是肾阴虚相火偏旺,扰动血海。

本例患者病因为阴虚内热,血热妄行,治宜滋阴止血。方中生地、地骨皮、丹皮、知母清热凉血,当归、白芍、麦冬、玄参滋阴养血,侧柏炭、旱莲草、茜草、仙鹤草凉血止血。

九、闭经

案1

周某,女,46岁,2014年8月初诊。

患者在24岁时生一女,此后未孕,近几年月经量少,经医院检查为输卵管堵塞,月经停2个月,经中药治疗月经来潮,由于减肥月经又停,伴有纳差、乏力、失眠等,舌质淡,苔薄白,脉沉细。

辨证:气血两虚。

治法:补气血,调经。

方药:八珍汤加减。

药用:晒参,黄芪,茯苓,白术,熟地,当归,川芎,阿胶,桃仁,红花,延胡索,皂刺,益母草,王不留行。

服5剂月经来潮,2015年3月怀孕。

按:本案为由气血不足,血海空虚所致闭经,治宜补气血,调经。方中晒参、黄芪、茯苓、白术健脾益气,熟地、当归、川芎、阿胶补血,桃仁、红花、延胡索活血止痛,皂刺、益母草、王不留行调经有疏通输卵管之功。

案 2

雷某,女,31 岁,2012 年 5 月初诊。

患者停经 3 个月,伴有烘热,易汗,失眠,心烦,经妇产科医院检查为"卵巢功能早衰",应诊时舌质淡,苔薄白,脉沉细。

辨证:肾虚经血不足。

治法:益肾补气血调经。

药用:党参,当归,黄芪,紫河车,淫羊藿,巴戟天,鹿角胶,龟板,知母,青蒿,益母草,红花,川牛膝。5 剂,日 1 剂。

二诊:服 5 剂后月经来潮,证药适当,守上方去益母草、红花,加熟地、阿胶。先后共服 21 剂受孕,生双胞胎。

按:本病病因为气血虚,血少,冲任失调,治宜益肾补气血调经。方中党参、当归、黄芪、紫河车补气血,淫羊藿、巴戟天、鹿角胶补肾壮阳,龟板、知母、青蒿清热除烦,益母草、红花、川牛膝活血调经。

十、崩漏

案 1

孙某,女,17 岁,1991 年 7 月初诊。

患者崩漏 3 个月,月经量多,淋漓不尽,色暗质稠,有血块,心烦,口干,面色㿠白,小便黄,曾 3 次住院治疗,诊断为"青春期功能失调性子宫出血",用过各种止血药均未止血。经量多,医生建议清宫止血。患者父母拒绝,后接回家治疗,经介绍到我处要求中药治疗。应诊时,诸症同上,舌质红,苔薄黄,脉细数。

辨证:血热证。

治法:清热凉血止血。

药用:生地、地骨皮、丹皮、黄芩、栀子、知母、黄柏、仙鹤草、茜草、龟板、牡蛎、乌贼骨、三七粉、太子参、女贞子、旱莲草、麦冬。3 剂,日 1 剂。

二诊:服药后经量减少,心热烦躁好转。证药适当,守上方去黄柏,加阿胶,再服6剂。

三诊:服药后月经基本停止,诸症消失,为巩固疗效再服5剂。半年后随访本病未发,22岁结婚生子。

按:本案由热盛于内,迫血妄行而致。方中地骨皮、生地、丹皮清热凉血,黄芩、栀子、知母、黄柏清热泻火,龟板、牡蛎、乌贼骨育阴潜阳止血,太子参、麦冬、女贞子益气滋阴;茜草、仙鹤草、三七粉止血。

妇女不在行经期间阴道大量出血,淋漓不断,称为崩漏,也称为崩中漏下。来势急,出血多,称为崩;来势缓称为漏。崩和漏在发病过程中可相互转化。本病的发生是由冲任受损,不能固摄所致。其病因多是气虚、气郁、血热、血瘀等。治疗宗急者治标、缓者治本之旨,常用治法有止血、养血、补肾、健脾等。补血养肝肾和调经,予四物汤加益母草、阿胶等。补肾用二至丸加杜仲、菟丝子、枸杞子。健脾益气重用泡参。止血用棕炭、地榆炭、仙鹤草、乌贼骨。

案2

钱某,女,13岁,学生。

患者于1982年5月月经初潮,月经量比较多,色红,曾在西医院注射止血针治疗。8月19日月经来潮,经量很多,色黑有块,用草纸10盒,面色苍白,头晕,心慌,不能食,食则吐。于22日收入某医院妇科治疗,诊断为"青春期功能失调性子宫出血",用激素等药物治疗血仍不止,血红蛋白由入院时69g/L下降到36g/L,病情甚危。给予输血和清宫等处理后血止,于9月12日出院,出院1个月后病复发。

1982年10月15日初诊:来我处要求中药治疗,由患者母亲代诉病情。

月经过多,色黑有血块,不能行走,动则月经量更多,面色苍白,头晕,心悸,纳差,精神萎靡,唇白舌淡,脉细无力。

辨病:崩漏。

辨证：脾肾虚弱，冲任不固。

治法：补脾胃，滋肝肾为主，佐以止血之品。

方药：南沙参 30g，熟地 12g，当归 6g，川芎 6g，白芍 10g，女贞子 15g，旱莲草 30g，杜仲 9g，菟丝子 12g，阿胶（冲）9g，棕炭 12g，地榆炭 12g，甘草 8g。3 剂煎服。

11 月 28 日二诊：服上药后血止，精神好转，饮食量增加，现月经来潮，量不多（用 2 盒消毒纸），二便正常，苔薄白，脉细有力。守上方 3 剂。

12 月 20 日三诊：月经基本正常，食量增加，二便正常，苔薄白，脉细有力。

药用：泡参 15g，女贞子 15g，旱莲草 15g，熟地 10g，白芍 10g，当归 6g，益母草 15g，枸杞子 9g，菟丝子 9g，阿胶（冲）9g，仙鹤草 9g，乌贼骨 30g。3 剂煎服。

12 月 24 日四诊：经前 1 周要求服药巩固，其他均为正常，守上方 3 剂。患者从 11 月份开始，经治疗后，现月经基本正常，经 5 个月随访未见复发。

按：患者素体虚弱，表现在生长发育不全，呈现肝脾不足、肾气不健、冲任不固的病理变化。《素问·上古天真论》说："女子二七，肾气盛，齿更发长，二七而天癸至，任脉通，太冲脉盛，月经以时下，故有子……"说明肾气的盛衰，关系到人体的生长、发育是否正常，以及生殖能力的强弱。肾气的不足，能影响其他脏腑功能的失常。如肾阳不足，命门火不能温煦脾阳，就出现脾阳虚弱。脾主统血，脾虚摄血失权、出现月经过多或崩漏，面色白、心悸、精神萎靡等。肾与冲、任二脉关系密切，因为肾藏精，主生殖，冲、任二脉皆起于胞中，冲为血海，任主胞胎。肾气不足，冲、任二脉不固，故出现月经不调，量多或崩漏等。肾与肝的关系亦甚为密切，肾为肝之母，肝藏血，肾藏精，精与血互相资生，是月经之本，故古人称为"肝肾同源"。所以肾气的虚衰会导致肝的虚弱，出现肝肾之开阖失度,引发冲任通塞失权。所以肾肝虚弱,出现头晕,月经不调,重则崩漏等证。

因为妇女以血为本,血为阴液,出血日久,必耗阴血。患者病在经血,为冲任受损崩漏症。因此,在治疗时依据"治病必求其本","标本同治"的原则,将补脾滋肝肾和止血法并用。

十一、月经前后诸症

月经前后诸症又称经前期紧张综合征,是在行经前后出现的一系列证候,一般不需治疗,如影响身体健康就需要治疗。

月经前后诸症是指多由阴血下注胞宫,脏腑功能失衡,而出现的一系列证候,如经前乳胀、头痛、腹泻、吐衄,发热、不寐、口疮、隐疹、浮肿、尿感、声哑、腹胀、面痘、精神异常等。

一般以经前出现的症状为实证,以经期或经后出现的为虚证,阴虚证多见。本文仅介绍乳癖一种。

案

李某,20岁,2014年8月初诊。

主诉:经前乳房胀痛,少腹和胸胁胀,烦躁易怒,苔正常,脉细弦。

辨证:肝郁气滞。

治法:疏肝理气,活血通络。

方药:柴胡疏肝散加减。

药物:柴胡,郁金,丹皮,栀子,枳壳,香附,川楝子,白芍,当归,熟地,路路通,橘核,夏枯草。3剂,日1剂。

二诊:服3剂后月经已行,乳房胀痛减轻,少腹和胸胁胀感消失。证药适当,守上方去枳壳、川楝子,加女贞子、阿胶。服6剂。

三诊:服6剂后月经止,诸症消失。下次月经前再服5剂以巩固疗效。

按:本病多见于肝气郁结,乳络阻滞,血行不畅,治宜疏肝理气,活血通络。方中柴胡、郁金、丹皮、栀子疏肝解郁，凉血，枳壳、香附、川楝子行气解郁止痛，白芍、当归、熟地养血活血；路路通、橘核、夏枯草通络散结。

第二节 不 孕 症

　　女性无避孕性生活至少 12 个月而未受孕者，称为不孕症，分为原发性和继发性两大类。既往从未有过妊娠史，无避孕而从未妊娠者为原发性不孕；既往有过妊娠史，而后无避孕连续 12 个月未孕者，为继发性不孕。常伴有月经不调、下腹疼痛、带下异常等症状，也可无临床表现。不孕症的发生与男女双方均有关系。不孕症是妇科常见疾病，我国不孕症患者数量逐渐上升，随着人们生活观念的改变，很多妇女推迟婚龄、育龄，导致生育功能逐渐降低，使得人们对不孕症的治疗有着比较紧迫的需求。不孕症的病因较多且复杂，一般有输卵管因素、排卵功能障碍因素、子宫内膜因素、免疫因素等，其中由卵巢排卵功能障碍所致的不孕症较为多见。段老从中医理论出发，认为不孕症病因主要与肾虚、肝郁、痰湿、血瘀有关，因此，治疗从补肾、疏肝、化痰除湿、活血化瘀着手。

一、补肾为先，调经培本

　　段老认为，妇女经、带、胎、产等特殊生理均系于肾，肾气充足则生理活动正常，肾精气的盛衰决定了人生殖功能的强弱。肾气旺盛，则阴阳合，说明生殖功能良好；如果因为先天原因或者手术损伤导致肾气虚弱、肾阳亏损，则可能造成经乱无期不能生育。《灵枢·经脉》说："人始生，先成精。"人的胚胎，由父母的生殖之精结合而形成，生殖之精即肾精。《圣济总录》曰："妇人所以无子者，冲任不足，肾气虚寒也。"肾精是构成人体的基本物质，是人体各种功能活动的物质基础，是生殖发育之源。傅青主在论治不孕症中提出："妇人受妊，本于肾气之旺也""肾旺是以摄精""精满则子宫易于摄精，血足则子宫易于容物，皆有子之道也""摄胎受孕,在于肾脏先天之真气"。受孕的机制,在于肾与冲、任、督、带四脉,受孕的关键在于肾气的旺盛和精血的充沛。盖肾为先天之本,内寓元阴元阳,主藏精而司生殖。倘先天禀赋不足,体质虚弱,或后天失养,房劳伤肾,抑或多次流产刮宫损伤肾精,以致精亏血少,冲任受损,胞脉失养则不能成孕。段老主张调经首在培本补肾,补肾滋肾方能调经种子。临床调理肾气可以利用补肾壮阳、滋养肾阴、补肾活血、补肾健脾、补肾调经种子等方法。

二、疏肝解郁,调经种子

肝藏血,主疏泄,月经的成分是血,来源于血海,并定期疏泄,故月经的正常与否,与肝的关系较为密切。《景岳全书·妇人规》曰:"女子以血为主,血旺则经调,而子嗣、身体之盛衰无不肇端于此。"《竹林寺女科二种·竹林女科证治·卷四》曰:"产育由于气血,气血由于情怀,情怀不畅则冲任受伤,冲任受伤则胎孕不受。"盖妇女以血用事,肝为血脏,冲任相连,肝又为风木之脏,将军之官,喜条达,恶抑郁,情志不遂则肝失条达,肝经气血不能畅达则气血不和,冲任不得相资,久婚不得孕育。肝主疏泄,调节生殖功能,肝郁不达,则生殖功能失调而无子。可见,肝与妇科病的关系至为密切。若婚久不孕伴经期头痛、经期先后不定、经来腹痛、经前乳房胀痛,还伴有心烦失眠,嗳气叹息,口苦咽干,舌质红,苔薄白,脉弦,治疗以疏肝解郁、调经种子为主,段老常用丹栀逍遥散加减。"见肝之病,当先实脾",故疏肝方中宜佐以健脾之品,如党参、生黄芪、山药等。

三、化痰除湿,调经种子

明代医家李中梓认为:"脾为生痰之源,肺为贮痰之器"。脾主运化,具有吸收、输布水液,防止水液在体内停滞的作用。若脾失健运,痰湿内阻,气机不畅,水液代谢失常,脂膜壅塞于胞宫而不能摄精成孕。其症可见婚久不孕,形体肥胖,经行延后,甚或闭经,带下量多,质稀无臭,头晕心悸,胸闷泛恶,舌淡胖,苔白腻,脉滑。治疗以化痰除湿、调经种子为法。方用苍附导痰汤、启宫丸加减。

四、活血行瘀,调经种子

瘀血是血液运行不畅而阻滞于脉中,或溢于脉外,凝聚于某一局部而形成的病理产物。瘀血内停,冲任受阻,胞脉闭塞,故令无子。其症可见婚久不孕,月经过少,色黑有块。常有痛经,检查时双侧输卵管欠通畅,或有子宫内膜异位症,舌质暗边有瘀点,苔薄白,脉弦细。治疗以活血行瘀、调经种子为法。方用少腹逐瘀汤或温经汤加减。

案 1

刘某,女,31 岁,2012 年 4 月 7 日初诊。

患者未避孕 2 年未孕,性生活正常,男方检查正常。既往月经周期规律(4~5 天)/(28~30 天),末次月经为 2012 年 3 月 22 日。平素性格急躁,易激动,眠差,梦多,纳可,二便调;舌苔薄白,边有瘀点,脉弦。妇科 B 超、性激素、甲状腺功能、血糖、胰岛素检查均正常;输卵管造影提示左侧通而不畅,右侧通畅。

诊断:不孕症。

辨证:肝郁血瘀。

治法:疏肝理气,化瘀调经。

方药:逍遥散加减。

药用:当归 10g,白芍 15g,柴胡 10g,茯苓 15g,白术 15g,甘草 10g,香附 10g,郁金 10g,百合 10g,三七 5g。7 剂,水煎服,日 1 剂,分 3 次温服。

2012 年 4 月 15 日二诊:服药后无明显不适,守上方继服 7 剂,待月经来潮。

2012 年 5 月 1 日三诊:B 超监测排卵提示子宫内膜厚 6.8cm,右侧卵泡 15cm×16cm。舌淡红苔薄白,边有瘀点,脉弦。守上方继服 7 剂,嘱患者 2 日后 B 超监测卵泡。

2012 年 5 月 3 日四诊:B 超监测排卵提示子宫内膜厚 7.5cm,右侧卵泡 18cm×19cm。嘱患者近日同房。

2012 年 6 月 2 日五诊：患者月经错后 10 天，查尿妊娠试验阳性。

按：患者平素性格急躁，易激动，舌苔薄白，边有瘀点，脉弦，属气滞血瘀证。情志不畅，则肝失条达，气血不调，冲任不相资，故不孕。肝郁化火，热扰心神，则失眠多梦，方药以逍遥散为主，酌加香附、郁金疏肝解郁，百合宁心安神；肝气郁结则气滞血瘀，方药以三七活血化瘀。治疗过程中始终以疏肝解郁、调经种子为主，最终患者得以妊娠。

案 2

周某，女，36 岁。患者 22 岁时曾生一女，后从未怀孕，经医院检查输卵管阻塞，这二十几年里从未采取避孕措施。30 岁开始月经紊乱，量少，延后，少腹痛，曾 2 次闭经。经治疗后月经正常，并怀孕，现将治疗情况介绍如下：

2010 年第一次停经 4 个月，就诊时苔薄白，脉沉缓，气血不足，身体虚弱。

诊断：不孕症。

辨证：气血不足，冲任失调。

治法：补气血，调冲任。

药用：党参 20g，黄芪 30g，当归 15g，熟地 15g，制首乌 20g，枸杞子 20g，山茱萸 15g，女贞子 30g，丹参 30g，赤芍 15g，桃仁 15g，红花 15g，益母草 30g，泽兰 15g，川牛膝 15g。5 剂，每日 1 剂，分 3 次服。

二诊：月经尚未来潮，但身体和精神好转，面色红润；苔薄白，脉缓。

药用：党参 20g，熟地 15g，女贞子 30g，阿胶 10g，鹿角霜 30g，淫羊藿 30g，仙茅 30g，丹参 30g，桃仁 15g，红花 15g，益母草 30g，泽兰 15g，川牛膝 15g，三棱 15g，莪术 15g。

服 3 剂后月经来潮。

按：本案由气血不足，脏腑失和，冲任失调而导致。方中党参、黄芪、当归、熟地补气血,制首乌、枸杞子、女贞子、阿胶、山茱萸滋补肝肾,丹参、桃仁、红花、益母草、赤芍、泽兰、川牛膝活血调经,三棱、莪术破血通经,淫羊藿、仙茅、鹿角霜补肾阳。

2014 年 11 月第二次停经,前来就诊。停经 3 个月,腹微痛,乏力,睡眠差,纳差(吃了 3 个月减肥药),苔薄白,脉沉。

辨证:气血两虚,冲任失调。

治法:补气血,调冲任。

药用:晒参 10g,黄芪 30g,白术 15g,茯苓 15g,熟地 15g,当归 15g,川芎 15g,丹参 20g,桃仁 15g,红花 15g,延胡索 15g,皂角刺 15g,阿胶 10g,王不留行 20g。服 5 剂药后月经已至。2015 年 3 月怀孕。

按:本案治宜补气血调经。方中白术、黄芪、晒参、茯苓健脾益气,熟地、当归、阿胶、川芎补血调经,丹参、桃仁、红花、益母草活血调经,皂角刺、王不留行、延胡索活血通络。

案 3

王某,女,27 岁,结婚多年不孕,经医院检查诊断为多囊卵巢综合征,无优势卵泡排出,形体发胖,下肢多毛。辨证属痰湿凝滞胞宫。治疗:苍附导痰汤加味(苍术、香附、陈皮、法半夏、胆南星、枳壳、鸡内金、山楂、益母草、红花、甘草)。后随症加减,经治疗半年后生一女。

第三节　多囊卵巢综合征

一、概述

多囊卵巢综合征(PCOS)是一种以高雄激素血症、排卵障碍,以及多囊卵巢为特征的病变。该病全球发病率为 5%~10%,国内育龄期妇女 PCOS 的发病率为 4%~12%。而不孕患者中 20%~30% 由 PCOS 所致。中医史籍中并无多囊卵巢综合征这一病名,多散在于月经病、闭经、不孕、癥瘕、肥胖等病症之中。《素问·上古天真论篇》说:"女子二七而天癸至,任脉通,月事以时下,故有子"。说明肾气盛则任脉、太冲脉通。妇女以血为本,月经的主要成分是血,而血的生成源于脏腑功能的正常。心主血,肝藏血,脾统血,肾藏精,肺主气。月经正常的机制是五脏安和,气血通畅,血海按时满盈,月经按时而至。月经正常,卵子才能成熟,才有排卵的可能;月经正常也是女子发育的重要条件,同时也是卵泡发育的物质基础。月经病的病因复杂,主要是气血虚,肝、脾、肾功能失调,冲任脉气血阻滞,与痰、湿、瘀互结所致。

多囊卵巢综合征与肝、脾、肾三脏功能失调关系密切。

在肾多为肾气不足,肾精空虚,影响正常的生长发育,因而引起月经不调,甚而闭经,也影响卵泡的生长发育和正常排卵。肾气虚不能蒸发下焦的津液,水湿同源,水湿聚久成痰,痰湿阻滞,不能推动血液的运行,脉道阻滞而瘀,痰湿阻滞在胞宫胞络使其不通,也能造成本病。治宜补肾益精,养血调经。

肝为藏血之脏,不仅供养全身营养,其部分血下注血海成为女子月经。因七情所伤,肝气郁结,肝失疏泄,冲任脉气血失于条达,血停于胞宫致使闭经,也阻碍卵子正常的排出。因此,治宜疏肝解郁,理气调经。

脾生血,统血,主运化,为血的生化之源,月经之本。薛立斋说:"血者水谷之精气也,和调五脏,洒陈六腑,在男子则化为精,在妇人上为乳汁,下为血海。"说明脾在月经产生过程中的作用。若脾虚体弱,饮食不节,损伤脾胃,脾虚失运,水湿内停,湿聚生痰,痰湿溢于肌肤,多见形体肥胖,阻于胞宫卵子不易排出。《医宗金鉴》说:"因体盛痰多,脂膜壅塞胞中,不可孕。"说明痰湿壅于胞宫是造成排卵的障碍。治法为健脾利湿,养血调经。

二、辨证与治法

1. 痰湿阻滞型

主症:经水渐少,形体渐肥,闭经,带下黏而多,性欲冷淡,纳差,大便稀,苔厚腻,脉濡。

治法:健脾燥湿,理气调经。

方药:苍附导痰汤加减。

药用:苍术 10g,香附 10g,陈皮 15g,茯苓 15g,法半夏 10g,胆南星10g,枳壳 15g,鸡内金 30g,山楂 30g,益母草 30g,桃仁 10g,红花 15g。

加减:闭经日久,加土鳖虫、水蛭、虻虫;子宫内膜增厚则加桃仁、红花。日 1 剂,水煎服,日 3 次。

按:本病属于痰湿阻滞型,治宜健脾化湿,燥湿化痰。方中苍术、茯苓、法半夏、胆南星健脾燥湿,香附、枳壳、鸡内金理气调经,益母草、桃仁、红花、山楂活血调经。

2. 肾虚型

主症:月经量少,色淡,稀发,闭经,性欲减退,形寒肢冷,少腹冷痛,小便清长,舌质淡,脉沉细。

治法:补肾调经。

方药:自拟方。

药用:淫羊藿 30g,仙茅 15g,鹿角片 10g,紫河车 10g,枸杞子 15g,女贞子 30g,熟地 15g,制首乌 20g,黄芪 30g,当归 15g,益母草 30g,红花 10g。

加减:卵泡发育期加枸杞子 30g、制首乌 40g、肉苁蓉 20g(促卵泡发育),排卵期加丹参、泽兰、川牛膝(促排卵作用)。

每日 1 剂,水煎服,日 3 次。

按:本症为肾虚型,治宜补肾调经。方中淫羊藿、仙茅、鹿角片、紫河车温肾壮阳;枸杞子、女贞子、熟地、制首乌补肾滋阴,养血调经;黄芪、当归、益母草、红花补气血调经。

3. 肝郁气滞型

主症:月经先后无定期,量少,色暗,有血块,经前乳房胀痛,胸胁胀满,痛无定处,心烦,性急,易怒,经期时少腹胀痛,苔薄白微黄,脉弦缓。

治法：疏肝解郁。

方药：柴胡疏肝散加减。

药用：柴胡 15g，白芍 15g，香附 15g，紫苏梗 15g，青皮 15g，川芎 10g，甘草 10g，益母草 30g，泽兰 15g，红花 15g。

加法：乳房胀痛加橘核、荔核、王不留行、夏枯草；乳房有结块加穿山甲（代）、桃仁、昆布；月经量少加黄芪、当归、阿胶。日 1 剂，水煎服，日 3 次。

按：本症为肝郁气滞型，治宜疏肝解郁，理气调经。方中柴胡、白芍、香附、紫苏梗、青皮疏肝解郁，理气调经；益母草、泽兰、红花、川芎活血调经，甘草和中。

【验案举隅】

案 1

王某，女，32 岁，2012 年 5 月 28 日初诊。

一年来患者月经后发，量少色淡，诊病时月经已停 4 个月，平时带下多，色白质稀，形体肥胖，头昏头重，胸闷腹胀，口淡纳差，大便稀溏，身疲乏力，面浮肢肿，舌苔厚腻，脉滑弱。在市某医院妇科 B 超诊断为"多囊卵巢综合征"。曾服西药效果不佳，经介绍到我处要求中医治疗。

诸症同上，口干，苔厚腻，大便稀，脉濡等。

辨证：痰湿内停，胞脉胞络不通，血海阻闭。

治法：健脾燥湿，化痰调经。

方药：苍术导痰汤加味。

药用：苍术 5g，香附 15g，陈皮 15g，法半夏 10g，胆南星 10g，枳壳 15g，鸡内金 20g，山楂 20g，益母草 30g，红花 15g，甘草 10g。6 剂，水煎，日 1 剂，分 3 次服。

二诊：服药后自觉诸症减轻，乏力、身酸重等明显好转，饮食有增，证药适当。守上方去胆南星、枳壳、陈皮，加丹参、桃仁、三棱、莪术，6 剂。医嘱如月经已至，此药停服。

三诊:服第 4 剂药时月经已至,经量正常,

药用:苍术 15g,茯苓 15g,鸡内金 20g,山楂 20g,香附 15g,当归 15g,熟地 15g,黄芪 30g,太子参 30g,枸杞子 15g,制首乌 20g,补骨脂 20g,紫石英 30g,甘草 10g。先后共服 20 剂,月经正常,体重减轻,已怀孕。建议停服各种药物保胎,争取顺产。

一年后相遇告知已生一女,母女皆健康。

按:患者素体虚,脾胃弱,平时喜饮生冷、肥甘油腻之品,造成脾胃损伤,运化失健,痰湿内生,日久痰湿阻滞胞脉、胞络,痰湿互结,胞脉不通,导致闭经不易受孕,痰阻胞宫和卵泡,致卵膜增厚,卵子难以排出,也不易受孕。方中苍术、法半夏、胆南星健脾燥湿,茯苓、陈皮燥湿化痰,香附、枳壳、鸡内金理气调经,益母草、红花、山楂、甘草活血调经。二诊增加活血化瘀之力,三诊着重补肾。

案 2

余某,女,27 岁,2013 年 9 月初诊。

患者月经已停 3 个月(过去停经吃黄体酮月经至,后服黄体酮亦不至),身体消瘦,医院诊断为"多囊卵巢综合征"。面色㿠白,神疲乏力,纳差,便稀,腰酸腿软,舌质淡,苔薄白,脉沉细。

辨证:脾肾虚弱。

治法第一步:健脾补肾,益气养血。

药用:党参,黄芪,当归,熟地,山药,阿胶,(健脾补血);淫羊藿,仙茅,鹿角胶,紫河车,(补肾中的阴阳);丹参,桃仁,红花,益母草(活血化瘀,调经)。此方服 10 剂月经至。

治法第二步:补气血,促排卵,助孕。

药用:晒参,黄芪,熟地,当归,仙茅,淫羊藿,菟丝子,补骨脂,沙苑子,鹿角胶,紫河车(补肾助孕)。服 10 剂。后用此方做药丸服 2 个月。

2014 年 7 月怀孕。医嘱:加强营养,节房事,休养保胎。

余某于2015年5月生一女。

按：多囊卵巢综合征多表现为闭经，因此治疗以调经贯穿始终，月经正常才有排卵的可能性。在治疗中常采用补肾、健脾、疏肝、燥湿、化痰、活血化瘀等法。采用一法、两法，或多法相结合有利于提高疗效，有时采用专方加专药相结合。中药治疗安全，有效，无副作用，患者长期坚持治疗，在治疗过程中也能改善机体功能，增强体质，提高抗病能力，有利于机体的恢复。

女子18岁月经来潮或已行经又中断3个月以上者，称为闭经。本病多由气血不足，血海空虚，无血可下所致，多见于肝肾不足、气血虚弱、气滞血瘀等。治疗原则宗"虚者补之，实者通之"：虚则补之，补肾兼补气血；实则通之，活血化瘀兼理气行滞。而多囊卵巢综合征是当前疑难病，也是妇科研究的重要课题。

案3

于某，女，32岁，2015年3月4日初诊。

患者已婚，G_1P_0，主因未避孕未孕3年，月经稀发就诊。末次月经为2014年10月9日，经期3天，量少，色红，有血块，无痛经。平素月经周期为5天/（45～90天）。形体肥胖，BMI 30.4。性激素六项：睾酮（T）3.97nmol/L，孕酮（P）0.15ng/ml，促卵泡激素（FSH）4.86mU/ml，促黄体生成素（LH）11.98nU/ml，泌乳素（PRL）8.56ng/ml，雌二醇（E_2）35pg/ml。胰岛素33.5mU/L，C-肽6.3ng/ml。B超显示子宫大小42.8mm×29.4mm×34.8mm，子宫内膜厚6.3mm，双卵巢多发小囊泡，均在12个以上，提示多囊样改变不排除。血HCG（－）。舌淡暗，苔薄白，脉沉弦。

西医诊断：多囊卵巢综合征。

中医诊断：闭经。

辨证：肾虚血瘀，肝郁气滞。

治法：补肾活血，疏肝解郁。

药用：桑叶 15g，荷叶 15g，淡豆豉 10g，草决明 15g，川黄连 10g，川黄柏 10g，丹参 30g，黄精 30g，制首乌 15g，紫石英 15g，香附 10g，桃仁 15g，红花 10g，刘寄奴 15g，紫河车 10g。

患者未避孕未孕 3 年，目前已闭经 5 个月，因肾虚血瘀，相火旺盛，冲扰阻碍冲任，导致经闭不行，诱发不孕。故段老以桑叶、荷叶、淡豆豉、草决明、香附疏肝清火，川黄连、川黄柏清泻相火，黄精、制首乌、紫石英、紫河车补肾益精，滋补冲任，丹参、桃仁、红花、刘寄奴活血散瘀，化瘀通经。诸药共奏补肾调冲、清泻相火之功。

2015 年 3 月 11 日二诊：病史如前，患者月经未至，阴道有少量分泌物，外阴瘙痒。舌淡暗，苔白厚，脉弦细。药用为前方基础上加黄芪 30g、金银花 20g。患者月经仍未至，血充足方能有经血，气血互化，补血先补气，故加黄芪补气养血，外阴瘙痒，稍加金银花清热解毒。

2015 年 3 月 18 日三诊：病史如前，患者月经仍未至，伴见流黄鼻涕，咳吐黄痰。B 超显示子宫大小 4.7cm×3.3cm×3.2cm，内膜厚 0.5cm，双卵巢多发小囊泡，均在 12 个以上，提示多囊样改变不排除。药用为上方减去黄芪，加益母草 30g。月经未至，段老加强活血化瘀之功，加益母草，考虑患者热在上焦，黄芪温补益气，其性易趋于上，故去黄芪。

2015 年 3 月 25 日四诊：末次月经为 2015 年 3 月 21 日至今，量少，色红，有血块，无痛经，伴见腰膝酸痛，舌淡，苔少，脉沉弦。

药用：菟丝子 30g，覆盆子 15g，女贞子 15g，旱莲草 30g，补骨脂 15g，巴戟天 10g，石斛 20g，黄精 30g，制首乌 15g，丹参 30g，月季花 10g，鹿角霜 15g，紫石英 30g，熟地 20g。

患者时值经期，肾气不足之象明显，应理气活血、补肾调冲，故段老用药在经期常用药物基础上加重补肾调冲之品，使经血生化有源，经血充足。方中：丹参、月季花理气活血，调经；菟丝子、覆盆子、女贞子、旱莲草、补骨脂、巴戟天、石斛、黄精、制首乌、鹿角霜、紫石英、熟地均为补肾调冲之品,补肾填精、滋补冲任。

2015 年 4 月 1 日五诊:末次月经为 2015 年 3 月 21 日,经期为 7 天,量渐增多,色红,有血块,无痛经,舌暗,苔薄白,脉沉细。

药用:菟丝子 30g,覆盆子 15g,补骨脂 10g,巴戟天 10g,石斛 20g,黄精 30g,制首乌 15g,丹参 30g,女贞子 15g,旱莲草 30g,鹿角霜 15g,紫石英 30g,当归 10g,白芍 15g。

段老考虑患者处于卵泡期,宜补肾益精、调补冲任,故在卵泡期用药的基础上加减治疗。方中:菟丝子、覆盆子、补骨脂、巴戟天、石斛、黄精、制首乌、女贞子、旱莲草、鹿角霜、紫石英均为补肾填精、滋补冲任之品;丹参、当归、白芍柔肝理气,活血化瘀,通调冲任。诸药共奏补肾益精、调补冲任之功。

2015 年 4 月 8 日六诊:患者自觉胃脘部胀痛不舒,大便质稀,每日 1~2 次,小便调。舌淡暗,苔白厚,脉沉弦。

药用:柴胡 10g,路路通 10g,当归 10g,王不留行 20g,桑叶 15g,荷叶 15g,草决明 15g,赤芍 15g,桂枝 10g,月季花 10g,沉香 10g,香附 10g,鹿角霜 15g,橘核 20g。

段老云:中医在治疗妇科月经病时,亦需要按照女性生理周期特点进行治疗。患者月经稀发,治疗时应建立其周期,此时期根据患者情况可视为进入排卵期,患者属于肝相火失司型,应以清泻肝火、疏肝活血法为主,寄疏肝于补肾之中,故在排卵期用药的基础上加减。方中:桑叶、荷叶、草决明为清肝泻火之品;柴胡、香附、路路通、王不留行、赤芍、月季花、当归疏肝理气、活血化瘀,以辅助排卵;鹿角霜补肾调冲;桂枝助阳化气、散寒止痛;沉香温中纳气、橘核理气止痛,以缓解患者脾胃症状。段老在其治疗 PCOS 治则治法的指导下,根据患者月经生理分期辨证施治,患者就诊 6 个月,成功受孕。

2015 年 9 月 30 日七诊:患者停经 60 天。血 HCG 32 788.00mU/ml,孕酮(P)16.57ng/ml。B 超示子宫大小 6.3cm×6.9cm×6.4cm,子宫内

膜厚 2.7cm×1.6cm×1.8cm，见胎心胎芽，提示早孕，相当于孕 6$^+$ 周，处以保胎安胎之品。

药用：黄芪 30g，党参 10g，菟丝子 30g，苎麻根 30g，续断 15g，桑寄生 30g，白术 30g，黄芩炭 15g，鹿角胶（烊化）15g，阿胶（烊化）10g，巴戟天 10g，棕榈炭 10g，紫苏叶 15g。

2015 年 10 月 28 日八诊：停经 3 个月。血 HCG 88 791.00mU/ml，孕酮 34.7ng/ml，B 超提示早孕 10$^+$ 周。治宜补肾调冲，保胎安胎，处方在上方基础上加减。孕 39 周$^+$3 天顺产 1 子。

案 4

李某，女，27 岁，已婚，2017 年 10 月 25 日初诊。

患者停经 2 个月余。精神差，神疲乏力，腰膝酸软，近期纳差、睡眠欠佳。14 岁初潮，既往月经周期为 1～4 个月，经期 5～8 天，经血量少，色淡红，经期腰背酸胀，末次月经为 2017 年 8 月 10 日。既往史：曾口服炔雌醇环丙孕酮治疗 5 个周期，月经来潮靠药物维持。查体态偏胖，上唇周及前臂毛发偏重，舌淡边有齿痕、苔白腻，脉细。辅助检查示生殖激素水平：孕酮（P）0.22ng/ml，雌二醇（E₂）35.00pg/ml，促黄体生成素（LH）12.56U/L，促卵泡激素（FSH）5.70U/L，睾酮（T）0.57ng/ml，泌乳素（PRL）5.30ng/ml。妇科彩超示左侧卵巢多囊改变（子宫内膜 8mm）。胰岛素释放试验示胰岛素空腹 10.0μU/ml、胰岛素 1 小时 1 008.5μU/ml、胰岛素 2 小时 850.3μU/ml、胰岛素 3 小时 300.5μU/ml。

西医诊断：多囊卵巢综合征。

中医诊断：月经后期（肾虚湿阻型）。

治法：补肾祛湿调经。

方药：双补汤加减。

药用：晒参 15g，黄芪 30g，当归 15g，熟地 15g，黄精 15g，制首乌 30g，枸杞子 15g，菟丝子 15g，苍术 15g，泽泻 10g，香附 15g，法半夏

15g，泽兰 15g，益母草 15g，莪术 10g。10 剂，水煎，日 1 剂，分 3 次服。另用二甲双胍每日 1 粒，饭中服。嘱暂时避孕，少食甜食，忌辛辣、油腻、寒凉食物。

2017 年 11 月 6 日二诊：病史同前，服药后月经来潮，月经量较前增多，腰膝酸软症状减轻。辨证同前，效不更方，嘱月经干净后继续服中药 10 剂，按时服用二甲双胍，减轻生活压力，适量运动，保持心情舒畅。2 个月后复查胰岛素释放试验。

2018 年 1 月 10 日三诊：近 2 个月经周期基本正常，经期未诉特殊不适，体重减轻约 5kg。复查胰岛素释放试验恢复正常。嘱患者停药。

案 5

张某，女，31 岁，已婚，2018 年 2 月 20 日初诊。

患者未避孕未孕 5 年。13 岁初潮，月经周期为 1～2 个月，经期 7～10 天、经量少，经期下腹坠痛，腰膝酸软，末次月经为 2018 年 1 月 5 日。曾服中药治疗无明显疗效。现形体肥胖，面部痤疮，腰膝酸软，四肢微凉，嗜睡乏力，大便黏腻不爽，小便正常，近 2 年体重增加约 8kg。BMI 28。舌淡胖边有齿痕、苔白腻，脉细弦。性激素检查基本正常。阴道彩超提示卵泡发育不良，双侧卵巢呈多囊样改变。胰岛素释放试验轻度异常。西医诊断为多囊卵巢综合征、不孕症。

诊断：不孕症，月经后期。

辨证：脾肾阳虚兼痰湿。

治法：补肾健脾，祛湿行气。

方药：双补汤加减。

药用：晒参 15g，黄芪 30g，当归 15g，熟地 15g，制何首乌 30g，紫石英 15g，枸杞子 15g，菟丝子 15g，淫羊藿 20g，苍术 15g，泽泻 10g，泽兰 15g，益母草 15g，鸡血藤 15g。10 剂，水煎，日 1 剂，分 3

次服。

彩超下监测排卵,指导同房,嘱自行监测基础体温、暂时避孕,忌辛辣、刺激、油腻之品。2个月后复查,月经周期28~32天,基础体温提示已排卵,痤疮、腰膝酸软、大便不爽症状改善,彩超提示卵泡发育排卵正常。继续原方案治疗,于2018年6月3日查尿HCG阳性,随诊彩超提示宫内早孕。

 段老治疗多囊卵巢综合征相关不孕症经验

1.病证结合,审证求因

段老认为,命门不足,相火旺盛是多囊卵巢综合征的本质,肾虚血瘀则为关键。《难经·三十六难》曰:"肾两者,非皆肾也,其左者为肾,右者为命门。命门者,诸精神之所舍,原气之所系也,故男子以藏精,女子以系胞。故知肾有一也。"命门是人身元气的根本,生命活动的动力,对女子胞宫的生殖功能有重要影响,对各脏腑的生理活动,起着温煦、激发和推动作用,为肝脏提供相火,助肝完成疏泄等功能,对饮食物的消化、吸收与运输及水液代谢等都具有促进作用。而肾所藏之元气也称精气,一分为二,即肾阳和肾阴。肾阳即命门之火。段老认为,卵子生长发育的基础物质是肾精充足,尚须依赖肾阳旺盛以推动卵子排出并顺利到达胞宫。假若温养脾土的命门之火衰弱,则水谷精微不得运化润养,内生痰浊血瘀湿阻,并且胞络受阻滞,所以卵子发育延迟和排出困难,导致PCOS不孕。《中医大辞典》中记载:肝、胆、肾、三焦均内寄相火,而其根源则在命门。段老认为,在PCOS病机中,相火是指肝内寄相火。若肾阴亏损而致命门火偏旺,就会出现相火妄动。一则是指肝相火失去肾阴滋养而出现病变;二则是指肝相火失司,导致肝失疏泄。在本病中,相火旺盛,肝失滋养,肝血不足,而肝脉与冲、任二脉相连,冲为血海,主月经,任为阴脉之海,主妊养,若肝血不足,冲任受损,则女子出现月经不调,量少色淡,甚者经闭、不孕。若肝失疏泄,即肝的疏泄功能减退,则气机不畅,肝气郁结,导致气滞。因气行血行,气滞则血瘀,进而出现癥积、痞块。肝脉与冲任相连,血瘀则致冲任不通,女子则可出现经行不畅、痛经、闭经、不孕等。冲脉隶属于阳明,若相火旺盛,冲扰阳明,女子则可见滋生痤疮。综上所述,多囊卵巢综合征的病机关键是肾虚血瘀,相火旺盛,病位在肾与冲任,本病属本虚标实,虚实夹杂。

2.因地制宜,求因治本

本病的病机关键是肾虚血瘀,相火旺盛,病位在冲任,属本虚标实,治疗上以补肾调冲、活血化瘀、清泻相火为治疗大法。段老以"肾 - 天癸 - 冲任 - 胞宫生殖轴"为理论基础,基于肾阳温煦以化气,肾阴滋养能成形的理论,同时提出巴渝之地湿气弥漫,嗜食辛辣,易生湿热。因此,在治疗本病时,结合临床实际,辨病与辨证相结合,根据患者病情制订个性化治疗方案:卵泡期,补肾益精、调补冲任;排卵期,清肝补肾、通调冲任;黄体期,温阳益肾、养血调冲;月经期,理气活血、温经理冲。凡兼湿热者,各期需辅以清热化湿之法。

3.周期用药经验

段老本着补肾调冲、活血化瘀、清泻相火的治疗大法,并结合周期疗法进行用药。

(1)卵泡期

主要药物组成:菟丝子、覆盆子、补骨脂、巴戟天、当归、黄精、制首乌、丹参、紫河车,补肾益精调冲任。

加减变化:若兼肾阴亏损,则再加入山药、女贞子、旱莲草、山茱萸以滋阴健脾、补肾益精;若兼阴虚火旺,加知母、黄柏、生地以增强清虚热之功;若兼肝郁气滞,加橘核、香附、橘叶、延胡索以疏肝理气;若兼阳明热盛,加金银花、生石膏、紫花地丁、地肤子、白鲜皮以清热解毒;若兼湿热者,加除湿汤(段老自拟代表方:藿香、佩兰、白术、苍术、石菖蒲、薏苡仁、茯苓、厚朴)。

(2)排卵期

主要药物组成:段老用药以阴虚相火妄动型、肝相火失司二型为基础,用药如下。

阴虚相火妄动:多采用滋肾泻火法,主要以知柏地黄丸为主,知柏地黄丸中知母、黄柏滋肾坚阴泻相火,熟地、山茱萸、山药共用,滋阴补肾固精兼养肝脾,泽泻、丹皮、茯苓以泻助补。

肝相火失司型:以清泻肝火、疏肝活血法为主,寄疏肝于补肾之中,常用药物有柴胡、桑叶、荷叶、淡豆豉、草决明、香附、路路通、王不留行、黄连、黄柏、知母、丹参、月季花、当归、石斛、黄精、制首乌、巴戟天、补骨脂等。桑叶、荷叶、草决明、淡豆豉、黄连、黄柏、知母为清肝泻火;柴胡、香附、路路通、王不留行、丹参、月季花、当归疏肝理气、活血化瘀,以辅助排卵;石斛、黄精、制首乌、巴戟天、补骨脂补肾调冲。

加减变化:若兼肝郁气滞明显,加橘核、荔枝核、香附、延胡索、枳壳以理气化痰;若兼脾虚痰湿壅盛,除湿汤加土茯苓、浙贝母、车前子等以健脾祛湿化痰;若兼痰瘀偏重,加三棱、莪术、皂角刺、胆南星、浙贝母、夏枯草、海藻等以化瘀散结、消痰散结;若兼阴虚火旺,加生地、地骨皮、石膏等增强清虚热之功;若兼阳明热盛,并针对痤疮,则加生石膏、蒲公英、紫花地丁、金银花、地肤子、白鲜皮等以清热、解毒、凉血,辅助清泻相火。

(3)黄体期

主要药物组成:黄芪、菟丝子、淫羊藿、巴戟天、当归、白芍、杜仲、桑寄生。组成中菟丝子、淫羊藿、巴戟天、杜仲、桑寄生为温阳益肾之品。

加减变化:若兼阴虚火旺,加知母、黄柏、生地以增强清虚热之功;若兼肝郁气滞,加橘核、香附、橘叶、延胡索、枳壳以疏肝理气;若兼阳明热盛,加金银花、生石膏、紫花地丁、地肤子、白鲜皮以清热解毒;若兼湿热者,加以除湿汤。

(4)经期

主要药物组成:当归、白芍、川芎、沉香、益母草、月季花、丹参、柴胡、香附、桂枝、肉桂、干姜、吴茱萸、熟地、菟丝子、补骨脂、巴戟天。组成中当归、白芍、川芎、沉香、益母草、月季花、丹参、柴胡、香附理气活血,以通调冲任;肉桂、干姜、吴茱萸为温经散寒之品,以温运通;熟地、菟丝子、补骨脂、巴戟天为补肾填精温阳之品,以补肾益精,使精血行之有源。

加减变化:若兼气滞血瘀偏重,月经量少,伴痛经,加桃仁、红花、赤芍、川楝子、延胡索等以活血化瘀、行气止痛;若兼寒滞胞宫,加桂枝、炮姜等以温经散寒;若兼月经逾期未至,加刘寄奴、牛膝、桃仁、红花、鸡血藤等以活血化瘀,引经血下行;若兼肾气亏虚,冲任失养,加覆盆子、石斛、黄精、制首乌等补肾益精之品以补肾调冲,滋补冲任;若兼湿热者,加以除湿汤。

 段老治疗肥胖型多囊卵巢综合征治验

1. 病因病机——肾虚湿阻

(1)肾虚为本:《傅青主女科》谓:"妇人受妊本于肾气之旺也,肾旺是以摄精""精水出于肾"。肾气充盛,肾阴阳平衡,是月经来潮、孕育胚胎的前提与关键。肾为先天之本,元气之根,主藏精气,具有促进生长发育和生殖的功能。若肾气不充,肾阳虚衰不能化生精血为天癸,则冲不盛,任不通,诸经之血不能汇集冲任下注胞宫而形成闭经,出现生殖功能减退、性腺及第二性征萎缩或衰退。段老认为,肾主水,若肾脏功能失调,则水液代谢失常,水湿内停,湿聚成痰,痰湿阻络,故而发生月经失调、经水稀发、闭经、肥胖等症。

(2)湿阻为标:不同个体体质的特殊性往往导致机体对某种致病因子的易感性和病理过程中的倾向性。王琦等认为 PCOS 患者的易感体质主要分为痰湿体质、气郁体质和血瘀体质,以痰湿体质最为常见。杜海燕对 102 例多囊卵巢综合征患者进行调研,对患者的体质情况进行打分。结果显示,痰湿体质是多囊卵巢综合征患者最多见体质,占发病人数的 64.71%。段老认为,脾主运化水湿,痰湿的形成,源于脾胃运化功能受损,脾气虚衰,运化失调,水精不能四布,反化为饮,聚而成痰,痰饮黏滞,阻滞气机,气机升降失常,影响冲任通盛,痰湿不化,壅塞子宫,不能摄精成孕。临床表现为月经失调、不孕、形体肥胖,尤其是腹部肥满松软,胸腹痞满,口中黏腻,带下量多,舌质淡苔厚腻或舌体胖大有齿痕,脉滑。

2.治疗方法

段老根据肥胖型多囊卵巢综合征以肾虚为本、湿阻为标的病因病机及临床表现,结合多年的临床经验,自拟补肾祛湿汤治疗,应用于大量临床案例,得以标本同治、补泻兼施,取得显著疗效。其方基本组成为晒参、黄芪、当归、熟地、黄精、制首乌、枸杞子、苍术、泽泻、香附、半夏。晒参健脾养血,黄芪补气升阳;黄精补气养阴、润肺益肾;熟地、制首乌、枸杞子填精益髓、滋补肝肾,能调理冲任;苍术、泽泻、香附、半夏健脾祛湿行气。诸药合用,共奏补肾祛湿、行气调经之功。临床应用上,段老临证四诊合参,仔细询问临床症状、体征之不同。肾阳虚甚者加用杜仲、淫羊藿、补骨脂、菟丝子以温补肾阳,肾阴虚偏盛者加用石斛、墨旱莲、女贞子以滋阴补肾养血,舌下脉络迂曲、舌质紫暗、经血暗红有血块兼瘀血阻滞者配泽兰、益母草以理气活血、祛瘀调经,月经后期、久不至者加用红花、莪术、三棱、水蛭以行气活血、破血通经。同时,段老认为肥胖型多囊卵巢综合征多合并胰岛素抵抗,治疗常用中西医结合方法,结合检验报告,并根据不同需求采用个体化治疗方案,如月经失调且胰岛素抵抗者予以中药加二甲双胍每日1粒调整糖代谢功能。备孕者在口服中药的基础上根据妇科彩超监测卵泡发育情况指导备孕。

第四节　卵巢低反应

卵巢低反应(poorovarianresponse,POR)是卵巢对促性腺激刺激反应不良的一种病理状态,主要表现为卵巢刺激周期发育的卵泡少、血清雌激素峰值低、获卵数少和临床妊娠率低。

一、中医对卵巢低反应的认识

1.肾精亏虚、肾气不足是本病的发病基础

段老认为,卵巢低反应的根源在于肾,肾精亏虚、肾气不足是其发病基础。肾藏精，主生殖，胞脉系于肾。肾对精的闭藏，主要依赖于肾气的封藏摄纳，也是气的固摄作用的体现。因此，只有肾气充足，固护统摄作用正常，先、后天之精才能闭藏于肾。精能化气，肾精所化之气即为肾气，肾精足则肾气充，肾精亏则肾气衰。人体在生命过程中的生殖能力取决于肾精及肾气的盛衰。这与现代医学所认为的年龄是独立影响POR的重要因素完全吻合。精血同源，肾精亏虚则精血亏少，胞宫失于濡养；肾气虚，则肾之封藏与固摄失约，致冲任不固，胞宫与卵巢藏泄功能失衡；肾阴虚，则肾所藏之阴精不足，导致冲任、胞脉、胞宫、卵巢失于滋养；肾阳虚，则肾所藏之阳气不足，导致冲任虚寒，胞宫失于温养。《傅青主女科·调经》曰"经水出诸肾"，薛立斋云"至要处在审男女尺脉"，均强调肾与月经关系密切。而肾藏精，精血同源，是月经来潮的物质基础，男女精血，合而成形，因而受孕成胎，故人类生育繁衍、孕育胞胎的根本在于肾。因此，肾精亏虚、肾气不足亦成为卵泡发育障碍的基础病机，而补肾法亦成为治疗卵巢低反应和调经种子的根本大法。

2. 卵巢的"藏泄有时"是女子孕育胚胎的关键

段老认为，卵巢为女子胞，奇恒之腑，似脏非脏，似腑非腑，具有"藏泄"功能。卵巢周期性的"长"卵与"排"卵正好诠释藏（长卵）泄（排卵）双重调节功能。段老指出，只有卵巢藏泄有时，女子方能孕育胞胎。《证治准绳·女科》曰："天地生物，必有氤氲之时，万物化生，必有乐育之时，此天然之节候，生化之真机。"经后期（即卵泡期）卵泡逐渐发育，主要表现为"藏"，此时经水适净，血海空虚，血室已闭，胞宫藏而不泄，通过肾之封藏作用蓄养阴精，此期以阴长为主。经间期（即排卵期）卵子排出，则表现为"泄"，阴精充盛，重阴必阳，阴阳转接，精元泄出，所谓氤氲之时，即成熟卵子排出的过程。经前期（即黄体期）成熟卵泡已排，卵泡破裂后形成黄体，阴充阳旺，血海满盈，精血充盛，亦表现为"藏"，此时为孕育胞胎做好充足准备。如胎元已结，则藏而不泄，维持胞胎继续生长发育；若胎元未结，则重阳转阴，血室重开，血溢胞宫，则泄而不藏，月经来潮。故卵巢藏泄有时是女子孕育胚胎的关键所在，而维持此功能主要依靠肾之封藏及肝之疏泄两大功能。《鬼谷子·禅阖第一》曰："阳动而行，阴止而藏；阳动而出，阴隐而入"。肾主藏、主入、主静，肝主泄、主出、主动，二者对立统一、相反相成，维持卵巢正常的藏泄功能。因此，治疗卵巢低反应需要遵循其生理特征，补肾调周，疏肝和血，抓住长卵、排卵、养卵的动态变化，方能增加卵巢的反应性，改善卵巢功能，提高怀孕率。

二、分期治疗效验三方

段老根据女性月经周期的特点，分段辨证论治，创立了促卵汤、促排汤、促黄汤三方。

1. 促卵汤

组成：菟丝子 20g，覆盆子 20g，枸杞子 20g，车前子 10g，五味子 10g，白芍 15g，当归 10g，白术 10g，山药 15g。月经周期第 5～14 天服用。

方解：本方由五子衍宗丸加白芍、当归、白术、山药组成。

五子衍宗丸最早见于唐·《悬解录》，原名"五子守仙方"。后更名为五子衍宗丸，其中"衍"为广布长流、繁衍生息之意，言本方具繁衍宗嗣之神效。王肯堂于《证治准绳》大赞此方"药只五味，为繁衍宗嗣种子第一方也！"《摄生众妙方》亦云："男服此药填精补髓，疏利肾气，不问下焦虚实寒热，服之自能平秘。有人世世服此药，子孙繁衍遂成村落。"此后多部医著均收载此方。五子衍宗丸中五味药物皆为植物种仁，味厚质润，既能滋补阴血，又蕴含生生之气，取其"以子补子之意"。方中：菟丝子温肾助阳，补而不峻，温而不燥；枸杞子补肾养血，阴中有阳，微助肾阳而无动性之弊；覆盆子味酸固涩，甘温助阳，滋补肝肾，涩精固精，为滋阴助孕之要药；五味子温而不燥，上能敛肺，下能滋肾，外能收敛止汗，内能益气生津；车前子补肝肾，利湿泻浊，泻而通之,泻有形之邪浊,涩中兼通,补而不滞;白芍养肝柔肝,养血敛阴,当归补血活血,二者合用补而不滞,共奏活血调经之功;佐以白术、山药健脾益气。全方针对卵巢低反应的主要病机,补肾益精,柔肝养阴以调经治本。

2. 促排汤

组成:桃仁12g,红花12g,当归10g,赤芍15g,白芍15g,熟地15g,川芎10g,枸杞子10g,牡丹皮9g。月经第15～19天服用。

方解:本方源于清代吴谦等所著《医宗金鉴·妇科心法要诀》中调经要方"桃红四物汤",加赤芍、丹皮、枸杞子。方中:熟地、白芍为血中之血药,滋补肝肾,益阴养血;当归、川芎为血中之气药,养血又活血,二者阴阳动静相配,共奏补血调血之功;活血通经化瘀之桃仁、红花为主药,突出了活血化瘀的作用,有研究表明,桃仁、红花作为药对能明显增加大鼠卵巢-子宫静脉血中前列腺素的含量,诱发成熟卵泡排卵,故在补肾中药促进卵泡成熟的基础上,再施以活血化瘀药物刺激以促进排卵;佐以丹皮、赤芍清热凉血,活血化瘀,两药活血而不留瘀,化瘀而不伤血,且能佐制当归、川芎之辛温,使全方温而不燥,滋而不腻;枸杞子温补肝肾,益精,且与熟地、白芍相配则加强滋养肝肾的作用。全方补肾养血活血,补血而不滞血,行血而不伤血,温而不燥,滋而不腻。

3. 促黄汤

组成:当归12g,白芍12g,柴胡6g,茯苓15g,白术10g,郁金12g,牡丹皮15g,栀子15g,甘草6g。月经第20～29天服用。

方解:本方由明代薛己《内科摘要》中调和肝脾剂之常用方"丹栀逍遥散"去生姜、薄荷加郁金而成。方用:牡丹皮清热凉血祛瘀;栀子清泻三焦之热,清热止血;白术、茯苓健脾除湿,助土得以升木;当归养血和血,芍药敛阴和营,两药合用益血以养肝;独柴胡一味,一为厥阴之报使,一以升发诸阳;甘草调和诸药;加用郁金行气解郁,凉血活血,与柴胡相配则清肝经之郁热。诸药合用相互调制,共收养血疏肝、清热调经之效。此期为经前期(黄体期),卵泡已排,此时人体处于阳盛阴消的状态,体内阳气较盛,不仅可以温煦子宫,溶解子宫内膜,而且还能分利阴盛之时所带来的水湿津液,清除生殖器官易留邪的瘀浊水液。而此时,冲任气血也较为旺盛,需养血疏肝,清热调经以安子宫。

【验案举隅】

某女,41岁,2016年12月10日初诊。

患者因"未孕10年余(未避孕),月经推后5年余"就诊,夫妇同居10年余,性生活和谐,未避孕,未孕10余年。平素月经推后,初潮15岁,月经周期40~60天,经期4~7天,量少,色暗红,有血块,无痛经,偶有腰酸乳胀。末次月经(LMP)为2016年10月25日,量、色、质同前,白带正常。纳食可,眠差,无特殊不适,舌淡红,苔薄白,脉沉细。既往于外院行试管婴儿3次,获卵数均<2枚。否认家族史。男方精液正常。妇科检查:外阴已婚未产式,外阴无白斑,阴毛分布偏少;阴道通畅;宫颈光滑,正常大小;子宫后位,质中,正常大小,无压痛,活动欠佳;双侧附件区未见明显异常。妇科经阴道B超示子宫附件未见明显异常,子宫内膜厚8mm。行HSG,结果示双侧输卵管细长迂曲,可显影,双侧伞端弥散欠佳。基础内分泌:FSH 16.20U/L,LH 8.16U/L,E_2 14pg/ml,抗缪勒氏管激素(AMH)0.89mg/L。夫妻双方染色体正常。

西医诊断:①原发性不孕;②卵巢低反应;③双侧输卵管炎(输卵管周围粘连可能)。

中医诊断:①不孕症(肾虚证);②月经后期(肾虚证)。

初诊时予地屈孕酮片,口服,每次10mg,每天2次,服10天,并结合中药促黄汤口服10天,穴位埋线(关元、气海、子宫、三阴交),

操作:略。停药 2 天后月经来潮,于月经第 3 天查性激素示:FSH 11.56U/L,LH 6.14U/L,E_2 28.00pg/ml;P 0.09ng/ml。嘱月经第 5 天起口服雌二醇片/雌二醇地屈孕酮片,服 28 天,同时口服促卵汤 10 天、促排汤 5 天、促黄汤 10 天。连续口服 3 个月。非经期行穴位埋线(关元、气海、子宫、三阴交),1 次/月,连续 3 个月。临证时随证加减。

2017 年 4 月 1 日二诊:月经第 3 天,查性激素示:FSH 6.57U/L;LH 4.86U/L,E_2 39.00g/ml,P 0.25ng/ml。B 超示:右侧卵泡(RF)0.45cm×1,0.35cm×3,0.20cm×1;左侧卵泡(LF):0.35cm×2,0.25cm×1,0.20cm×1,0.10cm×3。予中药促卵汤 10 天,予肌内注射 HMG(尿促性腺激素),75U/次,隔日 1 次。月经第 10 天,B 超示双侧卵巢最大卵泡 1.2cm,继续肌内注射 HMG,75U/次,隔日 1 次。月经第 14 天,B 超示左侧卵巢见 1.8cm×2.0cm 无回声区,予肌内注射人绒毛膜促性腺激素(HCG)8 000U,并结合促排汤口服 5 天。建议夫妻同房。月经第 16 天,B 超示左侧卵泡已排。嘱月经第 19 天开始口服促黄汤 10 天,于月经第 25 天查 P20.07ng/ml,继续口服中药。

2017 年 5 月 10 日三诊:月经第 40 天。查尿 HCG(+),查 β-HCG 542U/ml。收入院保胎治疗。

按:段老采用 3 个经典方剂结合穴位埋线在体内缓慢吸收长期刺激自主神经的作用,使反应低下的卵巢功能得以恢复。具体选取气海、关元、双侧子宫及双侧三阴交,在每个月经周期(非经期)即时进行穴位埋线,段老强调"对穴"的应用,动静相随、开阖相济、配伍精妙。其中气海、关元两穴直中冲、任,条达足三阴经之气血,培补元气,且三阴交为肝、脾、肾三经交会穴,可调补三阴经之经气,从而和血调经,与关元、气海配合有增强补益肝肾、调节冲任、滋养胞宫作用。子宫穴乃经外奇穴,也可作为阿是穴,化瘀以通胞络。整个治疗过程,内服及外用并用,达到改善卵巢功能、明显提高生殖能力的效果。

第五节　盆腔炎症疾病后遗症

盆腔炎性疾病(pelvic inflammatory disease,PID)指女性上生殖道的一组感染性疾病,主要包括子宫内膜炎、输卵管炎、输卵管卵巢脓肿、盆腔腹膜炎,若未能得到及时、彻底治疗,则可能会发生盆腔炎性疾病后遗症(sequelae of PID)。其主要病理改变为组织破坏、广泛粘连、增生及瘢痕形成,临床常见下腹部疼痛,痛连腰骶,可伴有低热起伏,易疲劳,劳则复发,带下增多,月经不调,甚至不孕等症状。既往PID分为急性盆腔炎和慢性盆腔炎两类,慢性盆腔炎实际为盆腔炎性疾病后遗症,故目前已摒弃慢性盆腔炎的称呼。

段老认为,盆腔炎性疾病后遗症的核心病机为湿邪盘踞盆腔,常兼夹寒、湿、热、瘀等邪,胶结缠绵,反复难愈。故治疗以除湿为大法,并在此基础上灵活予以健脾、温经、清热、活血等法以提高疗效。

一、病机溯源流,寒热湿瘀论

中医古籍中无盆腔炎性疾病后遗症这一病名记载,其应归为中医"腹痛""癥瘕""带下病""不孕"等疾病范畴。有关此病的早期论述可追溯至《黄帝内经》。《素问·骨空论篇》将妇科癥瘕、妊娠等病责之任脉之疾,"任脉为病,男子内结七疝,女子带下瘕聚"。至汉代《金匮要略·妇人杂病脉证并治》对于此类疾病的症状有了更详细的描述,如"少腹里急,腹满……此病属带下",同时提出了治疗方案,如"妇人腹中诸疾痛,当归芍药散主之""妇人腹中痛,小建中汤主之",以及土瓜根散、温经汤等方剂。明代《妇人大全良方·妇人疝瘕方论第八》详细论述了此病的病因:"夫妇人疝瘕之病者,由饮食不节,寒温不调,气血劳伤,脏腑虚弱,受于风冷,冷入腹内,与血相结所生"。在《济阴纲目·论治积需养正气》中

提出了扶正祛邪的治疗原则："善治癥瘕者,调其气而破其血,消其食而豁其痰,衰其大半而止,不可猛攻峻施,以伤元气,宁扶脾胃正气,待其自化"。至清《傅青主女科》论及带下病,提纲挈领开宗明义,道"带下俱是湿证"。段老对《傅青主女科》研究颇深,指出带下病是盆腔炎性疾病后遗症的主症之一。傅青主治疗带下病的理论,诸如带下从湿论、五色带下论、白术利腰脐论等论述对于治疗盆腔炎性疾病后遗症有着重要的指导意义。

现代医家对于此病的病机也进行了深入的探讨,如朱南孙主从湿热论治,王付从寒湿而论,许润三及蔡小荪认为主要责之瘀血,夏桂成从养正着手治疗。段老认为,盆腔炎性疾病后遗症可因寒湿、湿热、瘀血,但根据三因制宜理论提出,重庆患者患此病的核心病机是湿邪盘踞盆腔。

二、湿邪为核心,缠绵易兼夹

盆腔炎性疾病后遗症为慢性疾病,多由急性盆腔炎失治误治而来。段老认为本病病程长,病情缠绵难愈,易反复发作,结合川渝地域、饮食结构等地方特点,从三因制宜理论而指出盆腔炎性疾病后遗症的核心病机为湿邪为患,盘踞盆腔。其因病日久,素体正气已虚,外邪留恋不去,湿邪自内而生,停聚盘踞于盆腔,易兼夹寒、湿、热、瘀等邪,胶结难解,病情缠绵反复。

(一)三因制宜,从湿而论

段老从盆腔炎性疾病后遗症的疾病特点分析,病机主要是湿邪为患。从病性看,湿为阴邪,易伤阳气、阻气机,经络气机不畅,不通则痛,故小腹易胀痛,或痛引双胁及腰背,湿性重浊,带下增多,秽浊不清。从病位看,湿邪趋下,易袭阴位,盆腔位置低,湿邪停聚于此易藏而难除。从病势看,湿性黏滞,多缠绵日久,并易反复发作。段老还提出现代诊察技术应为四诊望诊之延伸,如超声提示的充满液体的增粗输卵管、盆腔积液,腹腔镜显示的输卵管壁水肿、输卵管伞端或浆膜面有脓性渗出物,从中医观点来看亦均应从湿邪而论。

而从重庆地域特点分析,重庆处四川盆地,四面环山,散热困难,常年炎热。其又被嘉陵江与长江两江环抱,水气盛,湿度大。四面环山,两江环抱的地域特点使重庆城犹如一个蒸屉,湿气弥漫,长期生活在这种环境之下,必然会受湿气所扰。正因为有这种地域特点,使人体汗出不畅,且出汗不易蒸发,散热效率降低,外为湿困,内有蕴热,故重庆人喜食火锅,借其辛香发散之力以发汗,同时再饮冷饮酒酪,这又使湿从内生。临床常见部分患者会因贪食冷饮、饮酒而致使疾病复发或加重,因这些饮食均是助湿之品。

段老通过因病、因地、因人综合分析,提出了湿邪为盆腔炎性疾病后遗症核心病机的观点。

(二)湿兼他邪,寒热瘀虚

段老从临床上总结本病湿邪常兼夹他邪,并有不同特点,其中兼夹寒、热、瘀、虚最为常见。若患者嗜食生冷,衫薄贪凉致使体内阳气不足,寒邪侵袭机体与湿相结而成寒湿之邪,寒邪收引湿邪凝滞,则小腹冷痛,喜温喜按,遇热痛减,带下增多,质地清稀,舌淡红苔薄白或白腻,脉沉弦。若患者嗜食辛辣,易胃热炽盛,或患者情绪急躁,肝经火热,热邪与湿邪相结成湿热之邪,或湿邪化热而成湿热之邪,湿热邪气下注盆腔则小腹有灼热不适感,带下色黄有异味,小便色黄,部分患者可见小便灼热,甚至可有刺痛,舌色红苔黄或黄腻,脉滑而数。若湿与瘀结,则小腹隐痛绵绵,或有刺痛,月经紊乱,经色偏暗,夹有血块,舌色暗可见瘀斑瘀点,脉来不流利现涩象;若久治不愈而见虚象,少腹部绵延作痛,精神萎靡,少气懒言,疲倦身懒,舌色淡苔薄白或少,脉沉弱。

三、以除湿为大法,精选方药

段老针对盆腔炎性疾病后遗症湿邪为患的核心病机,拟除湿作为治疗大法,再根据湿邪兼夹他邪的特点予以健脾除湿、温经除

第四章 临证经验

湿、活血除湿、清热除湿、补益除湿等法,并选用有效方药以提高临床疗效。

(一)健脾除湿,杜生湿之源

虽盆腔处下焦,脾胃属中焦,但湿邪不除根源在脾失健运。脾喜燥恶湿,若脾气健旺,则能运化水湿,湿除而病愈,因此,段老提出以除湿为治疗大法,并拟定除湿汤。药物组成:藿香15g,佩兰15g,石菖蒲10g,厚朴15g,炒白术15g,炒苍术15g,生薏苡仁30g,党参30g,茯苓15g,车前子10g,甘草5g。其中藿香、佩兰芳香化湿,石菖蒲豁痰除湿,炒白术、炒苍术健脾除湿,生薏苡仁、车前子清热除湿,并且防湿邪化热。四君子汤补气健脾,助脾运湿,全方共奏除湿、健脾、益气之功。因此,立药味平和的除湿汤作为治疗此病的基本方。

(二)温经除湿,散寒湿之困

寒湿之邪多与患者喜生冷、贪寒凉的不良生活习惯相关,故段老指出治疗此证需重温化,多用温经汤合少腹逐瘀汤加减。药物组成:桂枝10g,小茴香10g,吴茱萸6g,干姜10g,醋延胡索15g,乳香10g,没药10g,当归15g,川芎15g,赤芍15g,法半夏10g,丹皮10g,生蒲黄10g。本方用温经汤去阿胶而用大队性温之品,桂枝、吴茱萸、小茴香、干姜温经散寒,法半夏化痰开结,取诸辛温药为"离照当空,阴霾自散"之意,温经而湿自除;乳香、没药、醋延胡索活血止痛,当归、生蒲黄、川芎活血化瘀止痛,稍佐丹皮、赤芍二味辛凉之品,凉血化瘀,并使全方不至过于辛燥。段老强调乳香、没药二药口感极差、难咽,故初服中药的患者应酌情少用。

(三)清热除湿,解湿热之结

湿热之邪内阻盆腔,如油入面,难解难分,故清热、祛湿两法并用方能奏效。段老善以古方化裁治疗,用当归贝母苦参丸、薏苡附子败酱散、四妙散为基础方加减。药物组成:当归15g,浙贝母15g,苦参10g,生薏苡仁 30g，败酱草 15g，红藤 15g，连翘 10g，黄柏 15g，炒苍术 15g，川牛膝 15g，蒲公英 30g，地丁 30g，茵陈 30g。当归贝母苦参丸与薏苡附子败酱散二方均出自《金匮要略》，当归贝母苦参丸原方主治"妊娠小便难"，薏苡附子败酱散原方主治"肠内有痈脓"之肠痈病。段老认为，当归贝母苦参丸中当归活血、贝母清热散结、苦参清热燥湿，薏苡附子败酱散中生薏苡仁清热利湿，败酱草清热解毒，段老不用辛热之附子，同时配伍四妙散中清利下焦湿热，并用连翘清热散结，蒲公英、地丁清热解毒，茵陈清热利湿。全方体现了清热利湿解毒的功效，还体现了段老经、时合方的用方特点。

（四）活血除湿，祛湿瘀之邪

湿邪与瘀血搏结于盆腔成湿瘀互结之邪，段老指出，此时当以利湿活血为法，常用当归芍药散为主方加减。药物组成：当归 15g，赤芍 15g，川芎 15g，土茯苓 30g，炒白术 30g，泽泻 15g，泽兰 15g，益母草 15g，皂角刺 10g，路路通 10g，三棱 10g，莪术 10g。当归芍药散出自《金匮要略》，在妇人病三篇出现过 2 次，治疗妊娠腹痛与腹中诸疾痛。经为血，血不利则为水，水血不利，则互结成邪。段老常用此方加减治疗血瘀湿阻的患者，原方中当归、芍药、川芎活血祛瘀，段老常以大剂量土茯苓易茯苓，与泽泻共同清利下焦之湿，并佐用泽兰、益母草活血利水，三棱、莪术行气活血，皂角刺、路路通舒经通络。

（五）益气除湿，补肝肾之虚

虽然疾病核心病机为湿邪，但邪踞日久，必伤正气，使肝肾亏虚。段老认为，此时除湿邪之外还当照顾肝肾不足的一面，因此，益气除湿与滋补肝肾两者结合，方用四君子汤合左归丸或右归丸加减。其中：四君子汤补益脾气，脾气得补而湿邪自除；肝肾阴虚合左归丸，肾阳虚合右归丸；若气虚重者，重用党参、黄芪、仙鹤草；血虚加当归、丹参、鸡血藤。

第四章 临证经验

李某,女,40岁,2018年7月4日初诊。

主诉:间断腹部隐痛1年余,加重2周。

患者1年前无明显诱因出现腹部疼痛,疼痛呈持续性发作,外院诊断为"盆腔炎性疾病急性发作",于社区诊所输液后症状略有缓解,仍有腹痛,后1年来时时感觉小腹胀痛,每次多因饮食辛辣而加重,平素经期时经量多而色暗,夹有血块。2周前因过食辛辣刺激食物后次日腹痛略有加重,特来就诊。刻下症见:腹部疼痛,以双侧少腹为重,呈胀痛及刺痛,痛引腰背,持续作痛。带下增多,色黄味腥,情绪易急,时有口干,纳、眠尚可,大便干,小便黄有腥味,舌红苔黄腻根黄厚腻,双脉滑数。

诊断:盆腔炎性疾病后遗症

辨证:湿热瘀结证。

治法:清热利湿,化瘀止痛。

方药:当归贝母苦参丸,四妙散合少腹逐瘀汤。

药用:当归15g,浙贝母15g,苦参10g,炒苍术15g,黄柏15g,川牛膝15g,生薏苡仁50g,川芎8g,延胡索10g,赤芍10g,白芍10g,蒲黄10g,小茴香10g。3剂,日1剂,水煎服。

上药服用1剂时疼痛减轻7分,服2剂时疼痛消失,白带减少。服药3剂后因疼痛消失、白带减少没有再出现,故未复诊及治疗。

2018年7月18日二诊:2日前再次贪食辛辣后出现腹部疼痛,带下增多,色黄味腥,故来就诊。刻下症见:双侧少腹呈胀痛、抽掣样疼痛,每次疼痛持续数十分钟,带下增多,色黄味腥,纳、眠可,大便干,小便黄,舌红苔黄腻根厚,右脉弦数,左脉濡数。

诊断:盆腔炎性疾病后遗症

辨证:湿热瘀阻证。

治法:利湿清热,化瘀止痛。

方药:当归贝母苦参丸、当归芍药散、四妙散加味。

药用:当归 15g,浙贝母 15g,苦参 15g,黄柏 15g,生薏苡仁 60g,川牛膝 15,炒白术 30g,川芎 10g,赤芍 15g,白芍 15g,小茴香 10g,土茯苓 30g,红藤 15g,败酱草 20g。5 剂。

2018 年 7 月 24 日三诊:服前药后疼痛消失,唯觉腰部酸胀感明显,于前方加狗脊、炒杜仲各 20g,7 剂,日 1 剂,水煎服,并嘱清淡饮食。

7 剂药后胀痛感消失,半年后因他病就诊时,患者诉腹部疼痛未再发作。

按:本例患者 1 年前诊断为盆腔炎性疾病,因治疗不彻底迁延反复而成盆腔炎性疾病后遗症,1 年来反复发作,为湿邪盘踞盆腔未除。患者平素易急易怒,肝阳偏亢,湿易化热而成湿热。又因患者月经紊乱,瘀血内停,瘀血与湿热胶结,故见每食辛辣,则易引发疾病,而见腹部胀痛、刺痛、带下增多变黄等症。因此,段老辨证此例盆腔炎性疾病后遗症属湿热瘀结证,故予当归贝母苦参丸、四妙散合少腹逐瘀汤加减。浙贝母、黄柏清热燥湿,重用生薏苡仁配伍炒苍术、苦参燥湿,蒲黄活血化瘀利水,延胡索活血止痛,当归、赤芍、白芍、川牛膝、川芎行血中瘀滞,稍佐辛温之小茴香行气止痛。全方共奏清热、利湿、活血之功,故 1 剂知,3 剂痛止。后又因患者饮食不节,病情再次复发,诊为湿热瘀阻证,于上诊中调整药方,去苍术、延胡索、蒲黄,重用炒白术利腰脐去水湿,土茯苓、红藤、败酱草清热利湿解毒,后守方治疗疼痛消失。

第六节 乳 腺 增 生

乳腺增生病又称为乳腺结构不良,是指乳腺组织慢性良性增生的一种疾病。行经时乳房胀痛,是由体内性激素发生周期性变化,乳房处于充盈和疏泄交替过程中,腺体处于水肿时压迫神经所致。行经时局部也可扪及结块。月经后肿胀消退,疼痛减轻或消失,肿块变小或消失。

乳房有不同性质的疼痛,有胀痛、刺痛和隐痛,与月经周期变化和情绪波动有密切关系。而乳房肿块有单侧或双侧,乳房出现单个或多个大小不等的形态多样的结块,与周围组织分界不清,与皮肤周围组织无粘连,推致可移,有触痛,可随情绪变化和月经周期的变化而消长。乳腺增生属中医的"乳癖"范畴。《外科正宗》载:"乳头属肝经,乳房属胃经,肝郁气滞,脾失健运,气血凝聚,阻于乳络以致历历成核,日久,肝血不足,肾阴亏虚、冲、任失调。"《灵枢·五邪》曰:"邪在肝,则两胁中痛。"辨别乳痛以气血为主,乳胀痛多属气郁,刺痛多属于血瘀,隐痛多属于血虚,临床常见气郁者多,而又以青中年妇女居多。

临床以肝气郁结,血瘀阻络、肝阴亏虚多见。其中肝气郁结多由情志失调所致,气滞不通,"不通则痛",治宜疏肝解瘀、理气止痛为法,方用柴胡疏肝散加减。血瘀阻络多由情志郁结而致气滞血瘀、乳络被阻、乳部刺痛、疼痛不移,治宜活血祛瘀通络,重在化瘀。肝阴亏虚多由肝郁日久而化热,劫伤肝阴所致,或可出现于久病体虚之人,阴血亏损,不能濡养肝经和乳络,出现乳房隐隐作痛,治宜滋阴养血,柔肝止痛,辅以理气。

[验案举隅]

案1

王某,女,22岁,2014年5月初诊。

主诉:双乳经前3~5天胀痛,已2年,经某医院妇产科诊断为"乳腺增生",曾服过消炎和止痛药,服药后乳部胀痛好转,但每到月经前仍出现乳房胀痛,来我院要求中药治疗,应诊时诸症同上,苔薄白,脉细弦。

诊断:乳癖。

辨证:气滞血瘀。

治法:疏肝解郁,理气活血。

方药:柴胡15g,香附15g,枳壳15g,川芎15g,木香10g,郁金10g,佛手10g,川楝子10g,延胡索15g,茯苓15g,白术15g,甘草10g。

3剂,日1剂,分3次服。

二诊,服3剂后乳房胀痛减轻,证药适当,守上方去川楝子、延胡索,患者正逢月经中期,加益母草30g、当归1g调经,再服6剂。

医嘱:情志愉快,每次月经前守上方再服3剂,连续3个月。

半年后随访乳胀乳痛消失。

按:本病病因为情志失调,肝气郁结,瘀血内停,阻于乳络,"不通则痛"。方中柴胡、香附、佛手疏肝解郁,枳壳、川芎、郁金调气活血止痛,川楝子、木香、延胡索理气止痛,茯苓、白术、甘草健脾渗湿和中。由于患者年轻,病程短,瘀结小,故早期治疗效果较好。

案2

赵某,女32岁,2013年9月初诊。

主诉:乳房刺痛3年余,痛有定处,痛处拒按,夜晚加剧,乳房可扪到小结块,舌质紫,脉沉涩。

诊断:乳癖。

辨证:气滞血瘀。

治法:活血祛瘀,行气通络。

药用:当归15g,川芎10g,赤芍15g,桃仁15g,红花15g,柴胡15g,枳壳15g,郁金15g,鳖甲30g,穿山甲(代)10g,延胡索15g,乳香10g,没药10g,五灵脂10g。3剂,日1剂,分3次服。

二诊:服3剂后乳房胀痛减轻,症药适当,守上方,再服6剂,乳房刺痛减轻,先后共服30剂,乳房疼痛消失,包块已散。

为巩固疗效,建议守上方加黄芪、熟地、山药、白术、茯苓、白花蛇舌草、半枝莲、夏枯草、土鳖虫、水蛭,上药做水泛丸,每次服10g,每日2次。

按:患者由情绪波动,气郁日久,气滞血瘀,瘀血阻滞,脉络不通,故疼痛如刺,入夜血液入肝时血行缓慢,瘀血加重,故疼痛更甚。瘀血停滞积久成块,舌质紫暗,脉沉涩均是血瘀的象征。本案由气滞日久成瘀，血瘀阻于乳络而致病，治宜活血祛瘀、行气通络。方中当归、川芎、赤芍养血活血，桃仁、红花行血祛瘀，柴胡、枳壳、郁金理气止痛，鳖甲、穿山甲（代）、延胡索祛瘀散结止痛，乳香、没药、五灵脂行气通络止痛。

案3

张某，女，55岁，2014年3月初诊。

主诉：乳房隐痛多年，月经50岁已停，如遇不顺心事时常生气，乳房则现隐痛，气消乳胀随之渐消，经某医院诊断为"乳腺增生"，经多方治疗，乳房隐痛渐好，但偶有不愉之事隐痛复发，伴有口干，烦热，苔薄微黄，脉细数。

诊断：乳癖。

辨证：肝郁化火，阴血亏虚。

治法：滋阴养血，柔肝止痛，佐以理气行滞。

药用：生地20g，当归10g，枸杞子10g，白芍15g，沙参30g，玉竹15g，麦冬15g，女贞子30g，川楝子10g，延胡索15g，白蒺藜20g，陈皮15g。6剂，日1剂，分3次服。

服药后诸症好转。证药适当，守上方去川楝子、延胡索，加黄芪、淫羊藿，再服6剂。

医嘱：心情愉快，心态平衡，守上方，再服10剂巩固疗效。

按：患者因情志不畅，肝气郁结，日久化热，热伤肝阴。又因年老体弱，久病阴血亏损，不能濡养脉络而致本病。患者已停经多年，素体虚弱，个性强，爱生气，乳房胀痛，治宜滋阴养血，柔肝止痛，佐以理气行滞。方中：生地、当归、白芍、枸杞子滋阴补血，滋肾柔肝；沙参、玉竹、麦冬、女贞子滋阴清热，生津，川楝子、延胡索、白蒺藜、陈皮疏肝理气（补而不滞）。

笔者治疗的乳腺增生患者，年龄多在20～40岁，年老者少见。年轻女性多因工作压力大，情绪不稳，乳腺随月经和情绪变化而消长。而本案 55 岁患者实为少见,说明少数患者症状可以消失,但未痊愈。

小结:乳房为肝经与胃经之分野,乳房痛多与肝、脾有关。气滞者多为胀痛,而疼痛游走不定;血瘀者多为刺痛,而痛有定处;血虚者多为隐痛,在治疗上气滞以疏肝气为主。血瘀者以活血祛瘀为主,血虚以滋阴养血柔肝为。虽分三型,常又相互联系,在治疗时必须灵活辨证,灵活应用,适当配伍,才能提高疗效。

乳腺增生的病理改变,多因肝郁气滞和血瘀。药理作用:理气药有抑制肠胃运动的作用,可降逆和镇痛。理气可兴奋肠胃运动,是消除胀满的药理作用基础,同时也有抑制子宫平滑肌的作用,使痉挛的子宫平滑肌松弛,减轻疼痛,能治痛经。

血瘀证常用活血化瘀药及复方,一般都能改善瘀血患者的血流量和浓、黏、凝、聚的状态。许多活血化瘀药都有抗血栓形成和镇痛作用,所以理气和活血药对乳腺增生的治疗有较好的疗效。

目前患乳腺增生的患者,中青年妇女较多,切望加强身体锻炼,调整心态,注意自我减压,有病一定要尽早治疗。

第七节　白　崩

"白崩"是指阴道内流出大量透明黏胶样液体或白色米泔状液体,相当于西医的妇科慢性炎症,如宫颈炎、阴道炎、盆腔炎。段老在临床中治疗此病从奇经亏损、心肝脾肾四脏不足认识其病因病机,治以补益任带二经、温补脾肾,兼调心肝圆机活法的治疗思路,临床治疗效果较好。

一、追本溯源,白崩病因病机考

（一）古代文献对白崩的认识

白崩病名首载于《脉经·平郁冒五崩漏下经闭不利腹中诸病证第五》:"白崩者,形如涕。"《诸病源候论·妇人杂病诸候·白崩候》中详细记载其病机："白崩者,是劳伤胞络,而气极所为……虚冷劳极,其色与胞络之间秽液相挟,崩伤而下,为白崩也。"巢氏首先认识到白崩的病机与胞络劳伤、虚损有密切的联系。唐代孙思邈在《备急千金要方》中对于白崩的理论探讨虽然不多,但是直接给出了具体治法,即治白崩方:"灸小腹横纹当脐孔直下百壮;又,灸内踝上三寸,左右各百壮。"从选择灸法治疗此病,不难看出孙思邈同样是以虚损论白崩,所灸脐孔下为任脉,内踝上三寸乃三阴交穴,是肝、脾、肾三条经脉交汇之处,通过艾灸补益任脉及肝、脾、肾来达到治疗目的。后世医家皆在此基础上进行引申阐发。《济阴纲目》认为"白崩……多忧思过度所致,诚难治疗",指出白崩与情志有密切关系,并且也与多个脏腑功能失调有关,如"思伤脾胃""心肾不交"。

（二）近代医家对白崩的认识

近贤秦伯未在《中医临证备要》中谈及:"老年或先天不足,病后体弱的妇女,带下清稀如注,腰冷酸重,四肢不温,头晕目花,脉沉微弱,称'白崩',系奇经虚极,必须峻补,用内补丸"。秦伯未发挥了孙思邈的经络虚损理论,认为奇经虚极是白崩发病的主因。徐荣斋将白崩的病因分为虚、实两证,虚证为脾肾亏虚,实证为湿浊下注而致,治疗上以泻实补虚为主。朱小南从体虚失固、脾肾两亏论治此病,治以补涩为主,先以涩流为法,强调补益脾肾的同时清利湿邪。

二、承袭创新,段亚亭白崩诠释

（一）白崩与白带的关系

段老认为,白带、白崩同出一源。二者病因病机有同有异,白带为白崩之渐,白崩为白带之极。在临床治病中,多数白崩患者均有白带过多病史,误治失治后,发展为白崩。段老论治白带,崇傅青主之法,"夫带下俱是湿症……脾气之虚,肝气之郁,湿气之侵,热气之逼",治疗随症加减,更以除湿为大法贯穿治疗始终。至于白崩,段老认为,虽然其与白带均有带脉虚损难以提系,无以约束诸经,以致湿气下注的特点,但白崩的主要病因病机较白带更应责之于虚,应从奇经、脏腑多方面虚损考虑。

（二）任、带二经亏虚是主因

段老首从经络病机论此病，认为白崩主因任脉、带脉二经亏虚。《素问·骨空论篇》曰："任脉为病，男子内结七疝，女子带下瘕聚。"任脉自胞内而出，"任主胞胎"，其生理与胞宫密切相关；任脉为"阴脉之海"，主元阴，若任脉虚损将导致胞宫失养，影响女性生理功能，出现白崩病等疾病。带脉环腰腹一周，起着提系、约束诸经的作用，《傅青主女科》开宗明义"因带下不能约束，而有此病"。因此，段老认为任脉与带脉两条奇经的亏虚是白崩发生的主要病因。

（三）心、肝、脾、肾不足为基础

从脏腑辨证，段老认为，心、肝、脾、肾四脏功能失调是白崩发生的基础。带下日久，由湿邪为主之偏实证已转为脏腑不足之白崩虚证，此时虚损为主要矛盾，多责之心肝、脾、肾、四脏虚损。脾气虚损，中土失运，不能升提清气，而气虚下陷、浊阴独降；肾气不足，一无以温煦下元之虚，二无以固涩已崩之液；心气亏损，不能烛照一身阴霾，无以温阳水液；肝气不足，升发不利，体内气机升降失调，直接影响肝之疏泄功能。心、肝、脾、肾四脏不足是白崩发生的基础。

三、圆机活法治白崩

段老治疗白崩病，主抓虚损这一病机，兼顾各个脏腑，再随症加减。治以补益奇经、温补肾阳、健脾和胃、心肝两调为法。

（一）补益任、带二经

段老通过补血养血之法补益任脉。他认为，冲、任两脉同出胞宫，一为血海，一为阴脉之海，二者共主一身之阴血。段老一般运用四物汤、自拟补血汤、当归补血汤加减化裁补任脉。对于带脉之虚，段老认为带脉位属中焦，与脾胃相近，带脉虚损而致白崩者，必有脾阳不足，通过理中汤与完带汤配合加减补益带脉。

（二）温补脾肾，兼调心肝

脾肾虚弱，脾无力运化中焦，致气陷于下而成白崩；肾阳无力温煦，无以固涩白崩。段老认为,此时急当温补脾肾之虚以治本,固涩白崩以治标,标本同治为法。因此,段老常选用内补丸、右归丸、苁蓉菟丝子丸、自拟除湿汤加味以治本,龙骨、茜草、海螵蛸以固涩治标。若患者兼见心气不足、肝气虚损,段老常以补肝汤、补血汤、归脾汤加减为法兼治两脏。

（三）次症加减

段老用方加减变化灵活,常随症加减变化。腰部酸痛者,加川续断、杜仲、怀牛膝以滋补肝肾,强筋健骨;小腹冷痛者,加桂枝、紫石英、吴茱萸以温经散寒、补养胞宫;畏寒肢冷者,加鹿角霜、肉桂以温补下元、振奋阳气;昼间嗜睡者,加党参、川黄芪益气提神;夜间失眠者,加炒酸枣仁、煅磁石以养心安神、重镇宁心;带下异味,加黄柏、椿根皮以清利湿热;口中黏腻者,加藿香、佩兰以化湿邪。

【验案赏析】

程某,女,22岁,学生,2014年10月18日初诊。

主诉:带下量多7年余,加重6个月。

病史:患者7年前无明显白带逐渐增多,质地清稀如水,无异味,未予重视及诊疗。6个月前无明显诱因上述症状加重,久立久行后白带如崩如注,浸湿内外裤,为求中医系统治疗,故来就诊。刻下症见:带下量多,质地清稀,久立久行后如水下注,无异味,阴部无瘙痒,自感白天精神稍差,易疲倦,平素月经正常,纳、眠可,二便调,舌淡红,苔薄白,脉沉迟尺弱。

诊断:白崩。

辨证:肾阳虚损。

治法:温肾固崩。

方药:右归丸合五子衍宗汤加减。

药用:鹿角霜30g,山茱萸15g,枸杞子15g,菟丝子30g,五味子10g,覆盆子10g,肉苁蓉15g,黄芪30g,党参20g,海螵蛸20g,煅龙骨30g,煅牡蛎30g,茜草15g。5剂,水煎,日1剂。

2014年10月25日二诊：服上药后，白带量明显减少，但久立久行后白带量仍然较多，稍微胃口较前差，舌淡红，苔白厚，脉沉尺脉偏弱。前方加陈皮10g、茯苓15g、焦山楂10g。5剂，水煎服，每日1剂。

2014年11月1日三诊：服药后，白带量减少，久立后白带量亦不多，白天精神正常，未感疲倦，胃纳已正常。适逢月经，腰部酸胀，舌红，苔薄白，脉沉略滑。前方去五味子、海螵蛸、焦山楂，加炒杜仲15g、炒川断15g。

2014年11月8日四诊：患者白带已趋于正常，白天已无疲倦感，其余诸症消失，舌淡红，苔薄白，脉沉弱。前方去炒杜仲、炒川断，巩固3剂。后随访1年，患者自四诊后白带已正常，告愈。

按：白崩一症虽然相当于西医的妇科慢性炎症，但段老认为，中医治疗此病万不可以清热解毒法对应西医消炎，而是应该清楚把握白崩以虚为主的病因，牢固树立辨证论治的意识，从病在奇经与脏腑何处而分而治之。纵观此例疾病，患者10月18日就诊，白崩每日浸湿内外裤，甚为苦恼，而5剂药后，二诊时患者症状明显减轻，药以中病，段老便守方治疗。二诊时患者食欲不振考虑与补药碍胃有关，稍佐陈皮、焦山楂、茯苓以助运脾胃，兼能行补药之药力。段老从肾阳虚损论治此病完全切合病机，而圆机活法地用右归丸合五子衍宗汤，用鹿角霜血肉有情之品填补奇经，肉苁蓉、菟丝子、枸杞子、覆盆子温补肾阳之虚损，黄芪、党参益气固脱，山茱萸收敛元气，配伍煅龙骨、煅牡蛎固涩滑脱，海螵蛸配茜草为《内经》四乌贼骨一芦茹丸，段老以其治带乃借用近代医家张锡纯经验。《医学衷中参西录》中"病带已不起床，初次为疏方不效，后于方中加此二药遂大见效验……"段老认为两药一敛一散，相制相成以止带。守方治疗此例白崩仅一月之期，患者的病情便得到了控制和好转，几近痊愈，显示了段老辨证论治的高超医术，从任带奇经及心、肝、脾、肾脏论治白崩疗效显著，这宝贵的经验不仅可以供妇科临床医师参考，也丰富了中医药治疗白崩的内容。

第八节 阳 痿

阳痿在中医古籍中又被称为"阴痿""不起""不举""阴器不用"等,现代医学中称为勃起功能障碍。是指阴茎持续不能达到或维持足够的勃起硬度以完成满意的性生活,病程在 3 个月以上。国内流行病学调查显示,其总患病率为 26.1%,其中 40 岁以上患病率约为 40%。有关阳痿最早的论述见于《素问·厥论篇》云:"前阴者,宗筋之所聚,太阴、阳明之所合也。"又云:"宗筋弛纵,发为筋痿……阳明者,五脏六腑之海,主润宗筋……若阳明虚则宗筋纵。"

进入现代以来,随着社会的发展,生活、工作方式的转变,饮食结构的调整,阳痿的病机发生了较大的变化,其核心病机与肾虚、肝郁、湿热密切相关。先天不足、手淫恶习、房劳过度等均可造成肾虚;压力过大、情志失调、肝气郁结不疏则致宗筋痿而不能用;饮食失节、暴饮暴食、过食肥甘湿热蕴阻,经络不畅,故举而不坚。因此,治疗上以补肾疏肝除湿为大法,但五脏不和,均可致痿,还需照顾心、脾两脏。注重对患者的心理疏导,同时强调增加体育锻炼,移情易性,勿贪房事,青少年尤需戒除手淫恶习。

案 1 肾阳亏虚致痿

王某,男,32 岁,1987 年 6 月 24 日初诊。

患者阴茎不举 2 年余,患者青年时有手淫史而致遗精、早泄。现阴茎不举或举而不久,伴有头晕,神疲,腰足酸软,四肢不温,夜尿多,舌质淡白,脉沉细。

辨证:肾阳亏虚。

治法:温补肾阳,辅以滋阴。

药用:鹿角片 12g,葫芦巴 12g,仙灵脾 15g,阳起石 12g,菟丝子 20g,山药 12g,熟地 20g,山萸萸 12g,党参 20g,黄芪 20g。

服上药 7 剂后,阳痿好转,因怕冷、夜尿多加附片、肉桂,再服 7 剂,诸症消失,继后性生活恢复正常。

案2 脾肾两虚致痿

孟某,男,45岁,1993年2月6日初诊。

患者阳痿1年,加重半年。已婚20年,婚后有一子,长期以来性生活正常,一年前开始出现阴茎勃起无力,时有早泄,半年前症状逐渐加重,而出现阴茎萎弱,不能完成性交。近来因家事不和,情志不舒,症状尤剧。曾经在重庆市多家医院求治,但未见好转,遂来本院门诊求治。

刻诊:面色无华,情志抑郁。阳痿不举,同房不能。时有遗精,头晕目眩,耳鸣腰酸,神疲乏力,食少自汗,脉沉细,双尺脉沉细弱,舌质淡苔薄白。

辨证:肾阴阳两虚,脾气虚弱。

治法:滋肾阴,壮肾阳,佐以补脾益气。

药用:熟地15g,山茱萸15g,枸杞子15g,菟丝子15g,淫羊藿30g,巴戟天15g,仙茅15g,龟甲胶(烊化)15g,鹿角胶(烊化)15g,郁金15g,党参30g,黄芪30g,当归15g。每日1剂,水煎3次服。嘱服药期间戒房事。

服前方半个月,诸症好转。耳鸣、自汗等已消失,二便正常。苔薄白,脉缓,上方去郁金、山茱萸,加补骨脂30g,阳起石30g。

案3 寒湿伤阳致痿

易某,男,50岁,干部,1991年5月3日初诊。

自述阳痿2年。患者于2年前开始出现性欲减退,继而出现阳痿,屡经治疗未见显效,遂来院求段老诊治。

刻诊:性欲减退,阳痿不用,形体肥胖,身倦肢酸,腰背畏寒。脉濡缓,舌质淡嫩,边有齿痕,苔白厚腻。

诊断:寒湿伤阳,肾气受累。

治法:散寒除湿,温肾壮阳。

方药:除湿汤加味。

药用:苍术12g,厚朴12g,陈皮12g,法半夏12g,通草12g,白豆蔻(后下)10g,茯苓15g,薏苡仁30g,干姜12g,巴戟天15g,仙茅10g,淫羊藿15g,鹿角霜15g。

服此方3剂,畏寒消失,阳痿减轻,继服3剂,阳痿基本治愈。随访2个月,性生活已恢复正常。

按:本案既属寒湿内盛,损伤肾阳,故以除湿汤除其湿,加干姜散寒,仙茅、淫羊藿、鹿角霜温壮肾阳,诸药合用共奏散寒除湿、壮阳治痿之功,故获良效。

案4 湿热伤阳致痿

黄某,男,46岁,1991年3月1日初诊。

自述性欲减退10年,阳痿1个月。患者素嗜烟酒,10年前出现性欲减退,且时有早泄症出现。患者自恃其体强,未曾治疗,近1个月来出现阳痿,始来求段老诊治。

刻诊:阳痿早泄,腰胀腰酸,背寒冷,四肢沉重,头昏而眩,阴囊湿痒,小便灼痛,短涩,舌淡红,苔黄腻,脉细濡数。

辨证:湿热下注,肾阳亏虚。

治法:先予清热除湿,再拟固肾培元。

方药:除湿汤加味。

药用:苍术15g,厚朴15g,陈皮12g,茯苓15g,法半夏15g,通草10g,白豆蔻(后下)10g,薏苡仁20g,车前子(包煎)30g,泽泻15g。

服前方4剂,小便灼痛消失,苔转为白腻苔。继用前方加淫羊藿30g,桑寄生30g,白鲜皮30g。服4剂后阴囊湿痒感及腰胀肢重、昏眩诸症均消失。阳痿有所好转,但仍有早泄及背部发凉,舌淡红,苔薄白,脉沉细,治以固肾培元之法。

药用:黄芪30g,熟地15g,山茱萸15g,党参30g,枸杞子15g,芡实30g,鹿角胶(烊化)15g,莲须15g,当归15g,杜仲15g,金樱子20g。水煎服,每日1剂。

服此方半月,背冷消失,性欲增强,早泄及阳痿亦愈,性生活已和谐。嘱戒烟酒、节房事,继守原方巩固疗效。

按:阳痿一证,多从补肾壮阳着手,前人虽有"湿热下注,宗筋弛纵而致阳痿"之论,但后世则多持"阳痿以命门火衰者为主,偏湿热者较少"的观点。本案有小便短涩灼痛、阴囊湿痒、苔黄腻等症,知其有湿热无疑。又因此患者10年前即有性欲减退、早泄等症,知其素有肾气亏虚。湿热下注,宗筋弛纵可致阳痿,肾气亏虚亦可致阳痿。由此可知,此案应属肾气亏虚兼挟湿热之证。本着"先治新病,后治旧疾"的原则,先予除湿汤加清热利尿除湿之药,待湿热去除后,再用补肾培元之法治之,因而获效。

案5　湿热肾虚致痿

张某,男,42岁,1992年5月21日初诊。

患者自述阳痿2年。平素嗜酒,每次饮酒少则三五两,多则一斤,每日饮1~2次。2年前渐觉性欲减退,并逐渐发展为阴茎不能勃起,导致不能完成性交。因患者羞于启齿,长期未作治疗。近来病情日渐加剧,遂来我院求治。

刻诊:阳痿不举,同房不能,头昏闷重,胸闷纳差,口干而苦,口臭而黏,身困肢重,便稀尿赤,苔黄厚腻,脉缓。

辨证:湿热下注,宗筋失润。

治法:健脾除湿,芳香化浊。

方药:除湿汤加味。

药用:苍术15g,茯苓15g,苡仁10g,藿香15g,佩兰15g,草薢20g,泽泻15g,车前子15g,厚朴15g,法半夏15g,黄柏15g,苦参15g。以上诸药水煎服,日1剂,分3次服。嘱治疗期间戒酒及房事。

服前方6剂,头昏胸闷、身困肢重等症状消失,二便已调,苔转薄,但阳痿如前。此时湿邪已轻,治以健脾除湿,佐以补肾壮阳。

药用:泡参30g,苍术15g,白术15g,茯苓15g,苡仁30g,砂仁10g,佩兰15g,车前子15g,淫羊藿30g,巴戟天15g,阳起石30g,甘草3g。

服前方6剂,诸症消失,阳痿基本痊愈,再予自拟双补汤以巩固疗效。

药用:党参30g,黄芪30g,当归15g,熟地15g,山茱萸15g,枸杞子15g,淫羊藿30g,巴戟15g,仙茅15g,阳起石30g,龟胶(另包烊化)15g,鹿角胶(另包烊化)15g。

服此方4剂,疗效达近期痊愈标准。

案6 湿热下注致痿

王某,男,36岁,已婚,2018年7月8日初诊。

患者阴茎勃起困难1年余,夫妻关系日渐恶化,情志抑郁,借酒消愁。近1个月晨勃消失,困倦乏力,头昏欲睡,口苦黏腻,阴囊潮湿,大便黏腻,舌红苔黄腻,脉沉滑。既往长期手淫史。

西医诊断:勃起功能障碍。

中医诊断:阳痿(湿热下注证)。

治法:清热利湿,苦泄坚阴。

方药:自拟佩兰汤加减。

药用:藿香10g,佩兰15g,石菖蒲15g,黄连5g,黄芩10g,木通10g,茯苓15g,泽泻15g,薏苡仁30g,车前子15g,白术15g,苍术15g,陈皮10g,仙茅15g,补骨脂15g,桑螵蛸15g,覆盆子15g,菟丝子15g,九香虫5g,蜈蚣2条。6剂,水煎,每日1剂,分3次服用。

嘱调畅情志,湿热未退不能食用阿胶、鹿茸等大补之品,生活起居规律,戒酒,不能过食辛辣、油腻、刺激之品。

2018年7月15日二诊:晨勃出现,勃起不坚,困倦乏力、口苦黏腻、大便黏腻明显改善,舌红,舌根苔微黄厚腻,脉沉滑。效不更方,守方6剂,煎服法同前。

2018年7月29日三诊:勃起功能基本正常,性生活较和谐,阴囊潮湿明显好转,唯勃起时间较短,舌红苔薄黄,脉滑。

药用:藿香10g,佩兰15g,黄芩10g,茯苓15g,薏苡仁30g,车前子 15g,白术 15g,苍术 15g,陈皮 10g,仙茅 15g,补骨脂 15g,桑螵蛸 15g,五味子 15g,阳起石 15g,紫石英 15g。10 剂,用法同前。

3 个月后随访,阴囊潮湿消失,性功能恢复正常,未再复发。

第九节　口　味　异　常

口味异常在临床中较为常见,口腔中可无明显器质性变化。段老认为,口味异常属于五脏功能不协调。他认为近贤秦伯未先生所著《中医临证备要》中对口味异常的论述精详,可作为初学者治疗口味异常的"指南",但要解决更多的口味异常疾病,还应知常达变,需在临床辨证上下功夫。以下医案及按语为段老亲自总结。

一、口甜

李某,男,43 岁,2008 年 7 月 27 日初诊。

患者素体虚弱,有慢性胃病史,因饮食不节,饮酒过度,近日自觉口甜,有时出现酸味,伴有胸闷腹胀,食量减少,大便稀溏,小便黄,舌苔黄腻,脉缓。

辨证:湿热证。

治法:清热化湿。

药用:佩兰 15g,厚朴 10g,黄连 6g,陈皮 15g,栀子 10g,通草 10g,藿香 10g,甘草 5g。3 剂水煎,日 1 剂,分 3 次服。

二诊:服 3 剂后口甜消失,食量增加,证药适当,守上方去黄连,加白术 15g,山药 30g,共服 10 剂,半年后随访本病未发。

按:口甜,又称口甘,《内经》称为"脾瘅",是口中常感甜味,一般在早晨起床时最为明显。这种症状多见于夏秋,因夏秋湿盛,侵袭人体内脏,使脾胃运化失常,内湿化热,湿热交蒸,上泛于口致口甜。方中佩兰、藿香芳香化湿,厚朴、陈皮理气和中,黄连清热燥湿,栀子清三焦热,通草利三焦湿热,甘草清热和中。如恶心呕吐,加法半夏、竹茹,腹胀加大腹皮、枳实,湿重于寒加猪苓、茯苓,湿重于热者用胃苓汤以燥湿健脾。

二、口苦

张某,男,34岁,2001年5月28日初诊。

患者有慢性肝炎史,素有肝气不疏,遇不顺心事就发火,喜欢饮酒,过量时出现口苦,伴有胸胁烦闷,头痛,口赤,小便少而黄,脉细数。

辨证:胆经蕴热。

治法:清热利胆,泻肝火。

药用:龙胆草10g,黄芩10g,栀子15g,泽泻15g,川木通10g,车前子10g,当归15g,柴胡15g,生地15g,甘草10g。3剂水煎,日1剂,分3次服。

二诊:服3剂后,口苦明显减轻,诸症好转,证药适当,守上方加芦根10g,再服3剂,口苦消失。半年后随访未发。

按:口苦是指口中味觉发苦,《内经》称为"胆瘅"。瘅即热的意思,因为肝与胆相表里,肝气热则胆汁泄,则口苦。临床上以胆热的病变为多见,也有由心热盛引起的,多因湿热侵袭于胆,湿郁化热,热灼胆汁,胆气上溢于口产生本病。但在热病中常见的口苦、口干一般不作主症,热清则口苦自除。方中龙胆草、黄芩、栀子清肝胆之火,木通、车前子、泽泻利下焦湿热,生地滋阴清热,当归养血和血,柴胡疏肝胆之气,甘草和中。如胁痛重者加郁金、川楝子,大便干加大黄、芦荟以泻火通便,心热重加淡竹叶、黄连清心泻火。

三、口酸

王某,女,41岁,2010年8月2日初诊。

患者素有慢性肝炎史,经常遇到不顺心的事就发病。2天前与同事发生争执,出现口酸,有时酸中带苦,伴有胸胁腹满,有时胁痛,苔黄薄,脉细数。

辨证:肝热乘脾。

治法：泻肝和脾。

药用：黄连 10g，吴茱萸 10g，柴胡 10g，郁金 10g，香附 15g，栀子 15g，豆豉 10g，甘草 5g。3 剂，水煎服，日 1 剂，分 3 次服。

二诊：服 3 剂后，口酸、口苦消失，证药适当，守上方，再服 3 剂，巩固疗效，半年后随访本病未发。

按：口酸是指口中味觉发酸，不是胃中酸水上泛于口的吐酸症。本案多由情志不疏，肝气郁结，气郁化热，肝热乘脾，脾气上通于口出现口酸，肝热影响于胆热出现口苦。在治疗时重点疏肝和脾。方中黄连苦寒泻火，吴茱萸辛温开郁，柴胡、郁金、香附疏肝理气，栀子、豆豉清泻胃中的郁热，甘草调药和中。如脾虚加白术、山药，湿邪重加茯苓、泽泻以淡渗利湿，气郁腹胀加厚朴、大腹皮、陈皮等，如胃中积热重时，用枳实导滞汤以泻火清热。

四、口辣

陈某，男，37 岁，2001 年 9 月 3 日初诊。

患者有慢性气管炎史，遇外感时而发病，2 日前因外出感受风热后，有时舌发麻，口感辣，口中出现腥臭味，伴有口干，咳嗽，吐黄痰，胸闷，苔薄黄，脉细数。

辨证：肺热。

治法：泻肺清热。

药用：桑白皮 30g，地骨皮 15g，桔梗 10g，甘草 5g，玄参 15g，麦冬 15g，黄芩 15g，栀子 15g，知母 15g，鱼腥草 30g。3 剂，日 1 剂，分 3 次服。

二诊：服 3 剂后，口中辛辣味消失，证药适当，守上方再服 3 剂。半年后随访，本病未发。

按：口辣是指不食辛辣食物，口中出现辣味，有时舌上麻辣并夹有腥气，多见于肺热胃火。本病多因风热外邪侵袭于肺，肺的清肃功能失常，致热邪内扰上蒸于口出现口味辛辣。病位在肺，肺热为本，治疗应泻肺清热。方中桑白皮泻肺热、化痰降气,地骨皮清肺伏火,桔梗利咽化痰,玄参、麦冬润肺利喉,黄芩、栀子、知母、鱼腥草清热泻火,甘草清热和中。如有脓性痰伴腥臭味加芦根、冬瓜仁以清肺热化痰,身热烦躁加知母、生石膏清热生津,如胃火上发,用清胃散清胃泻火。

五、口淡

王某,男,34岁,2010年6月24日初诊。

患者平素身体虚弱,有慢性肠炎史,经常感冒,近日因外出患感冒,出现口淡,伴有恶寒畏风,骨节酸痛,身体困倦,饮食减少,大便稀溏,脉滑缓。

辨证:寒湿伤脾。

治法:散寒燥湿。

药用:苍术10g,厚朴10g,陈皮10g,甘草5g,生姜30g,大枣30g,防风10g,羌活10g,法半夏10g,藿香10g,佩兰10g。3剂,日1剂,分3次服。

二诊:服3剂后,口淡消失,表证已解,证药适当。守上方去防风,加山药30g,扁豆15g,再服3剂巩固疗效。半年后随访,本病未发。

按:口淡是指口中无味,多兼有饮食不振,纳谷不香,多见于脾胃寒湿,胃气虚弱者,因外感寒湿由表入里,侵袭脾胃,运化失常,脾气受伤,不能升发清气,阴浊之邪上泛于口,出现口淡而腻。病位在脾胃,脾胃虚为本,治疗多以健脾和胃为重点。方中苍术燥湿健脾,厚朴降气温中,陈皮理气化湿,藿香、佩兰芳香化湿,甘草、生姜、大枣调和脾胃营血,防风、羌活散肌表寒湿。如脾胃虚加白术、扁豆、山药,饮食差加鸡内金、谷芽,脾胃虚寒重者,用附子理中汤以温胃散寒、益气健脾。

六、口咸

廖某,女,50岁,2000年9月20日初诊。

患者素体虚弱,围绝经期诸症明显。经常出现口咸,伴有腰酸腿软,潮热,易汗,五心烦热,头昏,耳鸣,舌质红苔少,脉沉细。

辨证：肾阴不足。

治法：滋阴降火。

药用：熟地 15g，山茱萸 10g，山药 30g，泽泻 15g，玄参 15g，丹皮 15g，知母 15g，黄柏 15g。3 剂，日 1 剂，分 3 次服。

二诊：服 3 剂后，口咸大减，证药适当，守上方加肉桂少许，引火下行，引火归元，再服 8 剂。半年后随访，本病未发，身体健康。

按：口咸是指不吃咸味食物，口中自感咸味。"口咸肾虚"，肾精失调，肾液随火上升于口，出现本病。病位在肾，肾虚火旺为本，治疗宜滋阴降火。方中熟地、山茱萸滋肾补肝，养血益精，山药健脾和胃，渗湿利水，泽泻泻肾中水湿，丹皮清肝胆之火，知母、黄柏滋阴降火。如肾阳虚弱，用肾气丸温补肾阳。

七、口腻

郭某，男，47 岁，2002 年 7 月 2 日初诊。

患者素体虚弱，有慢性胃病史，长期从事水中作业，又喜饮酒，脾胃虚弱，出现口腻，口淡，伴有脘腹胀满，恶心呕吐，饮食不香，食量减少，大便稀薄，身疲乏力，苔白厚腻，脉缓。

辨证：脾胃寒湿。

治法：散寒燥湿，健脾和胃。

药用：苍术 10g，干姜 10g，厚朴 10g，法半夏 10g，藿香 10g，木香 10g，佩兰 10g，石菖蒲 10g，陈皮 15g。3 剂，日 1 剂，分 3 次服。

二诊：服 3 剂后，口腻减轻，诸症好转，证药适当，再服 3 剂，先后共服 15 剂，并嘱少饮酒和生冷食物。半年后随访，本病未发。

按：口腻是指口中黏液苔厚，口不爽，味不佳。本病在外感时病和内伤杂病的过程中都能出现，多属湿证，病位在脾胃。重庆地区本病多见，治疗以健脾利湿为主。方中苍术燥湿健脾，干姜温中散寒，厚朴、陈皮下气除满，法半夏燥湿降逆和胃，藿香、佩兰、木香芳香化湿，菖蒲除湿开窍。如寒湿化热者，或肝胆湿胜用龙胆泻肝汤加味,泻肝清胆,渗湿利热。

八、口臭

李某,男,39岁,2010年10月23日初诊。

患者原有口腔溃疡、慢性牙周炎,近日因过食火锅和辛辣食品,饮酒过度,出现口臭,伴有牙龈溃烂,牙痛,牙出血,舌体溃疡,口干而有臭味,舌质红,脉细数。

辨证:胃火上炎。

治法:清胃泻火。

药用:黄连10g,生地15g,当归10g,升麻15g,知母10g,生石膏20g,大黄5g。3剂,日1剂,分3次服。

二诊:服3剂后口臭消失,口腔溃疡减轻,证药适当,守上方,去大黄、生石膏,加青黛10g,枳实15g以清热通便,使热下行,先后共服12剂。半年后随访,本病未发。

按:口臭指口内出气臭秽,多属胃火偏盛,常由温病及口疮、牙周炎、舌体溃烂、口干等而致。脾开窍于口,主肌肉,与胃相表里,胃热累及于脾,胃热上于口,引起牙龈溃烂,牙痛,牙出血,口中有臭气;胃热盛伤津,出现口干。本病重点在胃热,治疗以清胃热为主。

患者素有口腔溃疡、牙周炎等,又因过食辛辣食品引起胃火上升而致本病。本方黄连清热泻火,生地清热凉血,当归活血养血,升麻清热解毒,知母、生石膏清热生津,大黄通便散结导热下行。

九、口渴

张某,男,55岁,2008年9月24日初诊。

患者平素饮酒无度,嗜食肥甘厚味,常出现口渴多饮,夜尿多,口干舌燥,曾在某医院诊断为糖尿病,前来中医治疗,诸症同上,苔黄少津,脉微数。

辨证:消渴病(上消型)。

治法:清热润肺,生津止渴。

药用：天花粉 30g，生地 15，麦冬 15g，葛根 15g，石斛 15g，沙参 30g，山药 30g，黄芩 15g，玉竹 15g。3 剂，日 1 剂，分 3 次服。

二诊：口渴减轻，证药适当，守上方，加西洋参 10g，再服 6 剂。

三诊：服 6 剂后，夜尿减少，守上方，加黄芪再服 6 剂，治疗 2 个月。嘱加强锻炼，增强体质，半年后随访，本病未发，身体健康。

按：本病由胃热伤津，肺气阴不足而致。方中葛根、天花粉清火生津止渴，黄芩清肺泻火，沙参、麦冬润肺生津，山药健脾益肾，玉竹、生地、石斛滋阴清热生津止渴。

口渴是一种常见症状，在诊断治疗中有重要意义。口渴表现为渴欲饮水者，多为里证热证；口渴而饮水不多者，病多在表；口渴多饮为化热入里。口渴一般不作为主症治疗，如轻者在方药中加芦根、瓜蒌皮，重者火盛者加黄芩、黄连，苦寒泻热，热退则渴自止。如伤津加石斛、玉竹、天花粉等，清热生津；如伤阴口渴者加黄连、乌梅、生地；如大便干者口渴以泻下清热之法急下存津，用大黄清热泻下。

以口渴为主症的消渴病中的上消症，特点为烦渴多饮，饮水即消，由肺热伤津所致，最常用天花粉散。中消特点为口渴多饮，多食易饥，病在胃，伤津耗气血等，用玉女煎加味。下消特点为病在肾，口渴多饮，尿如脂膏，治疗为滋阴益肾，生津止渴，常用六味地黄汤加减。如渴不多饮，喜热饮，多因湿热内阻，津不上蒸，称为假消，常用芳香化湿之法，湿除渴自消，常用藿香正气散。

第五章　读医随笔

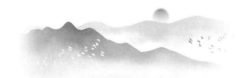

第一节　傅青主研究

　　傅青主是明末清初杰出的医学家。他一生献身于祖国的医学事业，精通医理，对中医临床研究颇深，以善治妇科见称，为中医治疗妇科疾病作出了卓越贡献。有《傅青主女科》一书传世，其中的许多见解和经验至今仍指导着中医妇科的临床实践。

　　段老非常推崇《傅青主女科》一书，认为此书为女科之"金鉴"，常读常新。自临床以来，段老对此书进行了深入研究，撰写了多篇论文。就段老对《傅青主女科》学习体会总结归纳如下。

一、学习《傅青主女科》治疗崩漏的体会

　　《傅青主女科》(以下简称《女科》)全书记载有关崩漏的条文共有 10 条。其中"女科上卷"有 7 条，即血崩昏暗(固本止血汤)、年老血崩(加减当归补血汤)、少妇血崩(固气汤)、交感出血(引精止血汤)、郁结血崩(平肝开郁止血汤)、闪跌血崩(逐瘀止血汤)、血海太热血崩(清海丸)。"女科下卷"小产编有 2 条，即行房引起小产血崩(固气填精汤)、产后血崩(救败求生汤)。"产后编上卷"产后诸症治法中 1 条，即血崩(生血止崩汤和升举大补汤)。

　　(一)病因

　　傅氏《女科》对崩漏的病因论述虽多，但归纳起来有以下几种。

　　1. 血热　《女科》"血海太热血崩"，是由阴虚内热引起的。其指出："血海者，冲脉也……冲脉太热而血即沸，血崩之为病，正冲脉之太热也。"可见，这是阴虚内热，血热内盛，冲、任二脉不固，迫血妄行而致崩。

　　2. 肝郁　《女科》指出"妇人有怀抱甚郁"，这是指七情内伤，并认为"肝之性急，气结则其急更甚，更急则血不能藏，故崩不免也"。由于情志不舒，肝失条达，疏泄失权，肝不能藏血，血不归经而崩漏。

3. 血瘀　《女科》指出"升高坠落，或闪挫受伤，以致恶血不流""瘀血内攻疼无止时，反致新血不得生，旧血无由化"。可见，因外伤性的瘀血内阻，死血不去，新血不得归经而致崩。

4. 行房不慎（房事不节）　因房事不节而引起的崩漏就有5种。如因年老体虚，加之房事不节引起的血崩，少妇妊娠三月，过多行房，引起小产血崩，少妇产后半月行房过度和性交出血等，都是由于房劳过度，导致肾虚，冲、任二脉不固而致崩。

5. 产后血崩　一种是由于失血过多，引起气脱失统的崩漏；另一种是产后恶血内阻，血不归经的崩漏。

从上述病因看出，傅氏对于房事过度和产后失血所致血崩的论述，就有7条，可见，肾虚与崩漏的关系是十分密切的。

（二）病机

傅氏认为，冲任不固所致的崩漏，主要的病理机制是房事过度，造成肾虚，肾虚引起脾不统血，肝不藏血。崩漏的病变过程，也是脏器的病理改变过程，最终都导致肾脏的虚衰。因此，肾虚是崩漏的根本，肾脏虚损就会出现肾脏的阴阳偏盛偏衰。常见的是：肾与肝并病（母子关系），肾阴不足导致肝阴的不足，肝阳偏亢，出现肝不能藏血而致崩；或由于肾水不足，不能滋养肝木，肝气不得疏泄，气机紊乱，心火上炎，迫血妄行而致崩；或肾阳不足出现肾与脾的关系失调，肾阳不足，不能温煦脾阳，脾失健运，统摄失权，血不归经而致崩。但由于患者的体质强弱不同，而表现的病情轻重、病程长短等也有所不同。崩与漏在一定条件下，可以互相转化，崩久淋漓不断成为漏，漏的流血过多转化为崩。因此，崩漏日久，最后都会出现气血亏虚的结果，所以傅氏治疗崩漏时，很重视补气补血。

（三）辨证论治

《女科》有10条治疗崩漏经验，结合临床实践，可归纳为以下几种类型：①血热型（血海太热血崩）；②气虚型（血崩昏暗少妇血崩）；③血瘀型(闪跌血崩);④肝郁型(郁结血崩);⑤肾虚型(老年血崩,交感出血,行房小产血崩,产后血崩)。

（四）治崩十一方的分析

《女科》治崩漏有十一方,方中最常用的有熟地、白术、当归等主要药物。其中有九方运用地黄,7方用熟地黄,2方用生地黄,用量在一两以上占六方。白术占八方,其中以一两以上占五方,如五钱以上有七方。当归占九方,如五钱以上的就占六方。笔者认为,傅氏用当归甚重,在患者气血极虚的情况下重用,重点是补血,如补血汤。当归用的是一两,但黄芪也是用的一两,气强能摄血,故不会促进大出血。另外,是在活血祛瘀时重用,如平肝开郁止血汤,当归为一两,但方药有止血药(如三七等),所以也不会促进出血。

傅氏治崩漏常用的治疗原则是益气养血、滋补肝肾及活血止血等。益气健脾多用党参,重用白术;补血重用熟地、当归、白芍;滋补肾阴多用熟地、山药、山茱萸;活血止血多用三七、黑姜、焦芥穗等。

（五）小结与体会

通过对《女科》的初步学习,笔者深深地体会到,傅氏《女科》在治疗崩漏方面的经验是行之有效的。这些经验,是在前人的基础上,结合他几十年临床经验总结出来的,具有创造性和实践性,是具有独特风格的学术见解,有理有法,有论有述,有不少论点至今还指导着中医妇科学的临床实践,对于发展我国中医妇科学作出了贡献。

傅氏认为,崩漏是由多种因素造成的,但他强调,房事过度是崩漏的重要原因。因为房劳伤肾,肾虚是崩漏的重要病机,肾虚可以影响肝和脾功能失调,导致肝不能藏血,脾不能统血,致使冲、任二脉不固,经血暴下。崩与漏二者可以互相转化,崩之少者为漏,漏之多者为崩。崩漏日久,最后气血双虚。傅氏非常重视崩漏的气血俱虚的变化机制和治疗。可见,傅氏是以肝、脾、肾为重点,以肾虚为本的特点,作为崩漏病理变化机制,强调治肾是崩漏的主要原则,因此在治疗效果上显著。

　　傅氏强调辨证论治,在整个治崩漏过程中,辨证、立法、选方、用药是非常严谨的,但主要依据治肾固本这一特点,提出滋肝肾、补气血,佐以活血止血的治疗原则。傅氏常用药物是以八珍汤合六味地黄汤加减化裁的,重点在于滋肾养血,健脾益气。如崩漏气血俱虚时用"固本止血汤",这首方剂是目前临床最常用的方剂之一,已被全国高等医药院校教材《中医妇科学》收用。方中熟地、白芍、黄芪、人参益气健脾,黑姜温中止血,当归补血活血。诸药合用有益气健脾、养血止血之功。综观全方,补阴之中有止崩之法,不单纯补血,而更在于补气,使有形之血速生,无形之气急补,而补中又有收敛。这种辨证用药之妙是我们学习的榜样。

　　二、对于《女科》带下病篇部分笔记摘录

　　《女科》关于带下的论点,傅青主论:夫带下俱湿症。而以(带)名著,因带脉不能约束而有此病。此病多由房事放纵,饮酒颠狂,暗耗而致。脾气之虚,肝气之郁,湿气之侵,安得不成带下,脾精不守不能化荣血为经水即成白带之物。治法宜大补脾胃之气,佐以疏肝之品。

　　根据带下颜色之不同,带下分为五色带下。

　　白带下,色白,由湿盛火衰,肝郁,气弱,脾土受伤,湿土滞气下注脾精不守,不能化荣血为经水而成为白滑之物,由阴道而下,治法健脾除湿,佐以疏肝理气。

　　青带下,重者绿带下。治法利湿清热,解肝木之火,利膀胱之水。

　　黄带下,乃任督土湿而致,故健脾除湿,补任脉之虚,清肾火。

　　黑带下,形如黑豆汁乃火热之极,治法以除湿利水、泻火为主,

　　赤带下,带红,似血非血,淋沥不断,治法清肝火,扶脾气。

　　带下成因及色样不同,治疗方药也有所不同。笔者在多年的临床实践中认识到,带下病不是一种单纯的妇科疾病,带下病与生殖系统中的

其他疾病相关，如阴道炎、盆腔炎、宫颈炎、宫颈癌及宫体癌等都能产生不同的带下。带下病是妇科常见病、多发病，故笔者多次学习、研究，意在找出有效治疗方法。

附：以下内容为段老在阅读《傅青主女科·带下篇》时在页眉及页脚部分的批注。

【原文】夫带下俱是湿症，而以"带"名者，因带脉不能约束而有此病，故以名之。

盖带脉通于任、督，任、督病而带脉始病。带脉者，所以约束胞胎之系也。带脉无力，则难于提系，必然胞胎不固。故曰带弱胎易坠，带伤，胎不牢。

然而带脉之伤，非独跌闪挫气已也。或行房而放纵，或饮酒而癫狂，虽无疼痛之苦，然有暗耗之害，则气不化经水，而反变为带病矣。况加以脾气之虚，肝气之郁，湿气之浸，热气之逼，安得不成带下之病哉？

【评注】此段文字为带病治法之总纲！带脉不能约束，湿邪为患，脏腑经脉损伤为因。带脉环脐一周约束诸经，使其正行而不悖，肝主疏泄，助脾胃运化，喜条达。肝气郁则易致脾气虚。脾气虚则湿自内生，亦有外湿侵袭，或湿蕴生热，合而成带下。故余治此，不离疏肝、健脾、除湿之法，或佐以清热、补肾等法。

【原文】妇人有带下而色青者，甚则绿如绿豆汁，稠粘不断，其气腥臭，所谓青带也。夫青带乃肝经之湿热。肝属木，木色属青，带下流如绿豆汁，明明是肝木之病矣。但肝木最喜水润，湿亦水之积，似湿非肝木之所恶，何以竟成青带之症？不知水为肝木之所喜，而湿实肝木之所恶，以湿为土之气故也。以所恶者合之所喜，必有违者矣。肝之性既违，则肝之气必逆。气欲上升，而湿欲下降，两相牵掣，以停住于中焦之间，而走于带脉，遂从阴器而出。其色青绿者，正以其乘肝木之气化也。逆轻者，热必轻而色青；逆重者，热必重而色绿。似乎治青易而治绿难，然而均无所难也。解肝木之火,利膀胱之水,则青绿之带病均去矣。方用加减逍遥散。

【评注】青带症状为带下色青,绿如绿豆汁,黏稠不断,其气腥臭。病因为肝经之湿热也。肝木本青,喜水润,然恶湿邪,青主提出水与湿之区别也!肝之性本为疏泄,若邪侵使其气逆,气上而湿下,停滞于中焦,横走带脉,遂从阴门而出。甚者为绿,轻者为青,尚需注意,若遇此病,需结合病史与现代检查,排除恶性癥瘕!余治此病以清解肝经之郁,利肝经湿热,肝郁既解,湿利热清,则青带治矣。

加减逍遥散方

茯苓(五钱)　白芍(酒炒,五钱)　甘草(生用,五钱)　柴胡(一钱)　茵陈(三钱)　陈皮(一钱)　栀子(三钱,炒)

水煎服。二剂而色淡,四剂而青绿之带绝,不必过剂矣。夫逍遥散之立法也,乃解肝郁之药耳,何以治青带若斯其神欤?盖湿热留于肝经,因肝气之郁也,郁则必逆,逍遥散最能解肝之郁与逆。郁逆之气既解,则湿热难留,而又益之以茵陈之利湿,栀子之清热,肝气得清,而青绿之带又何自来?此方之所以奇而效捷也。倘仅以利湿清热治青带,而置肝气于不问,安有止带之日哉?

【评注】逍遥散为余治疗肝郁之证主方也,加减逍遥散由逍遥散去当归、白术、生姜、薄荷,加茵陈、陈皮、栀子而成。方解青主论述颇详。

三、如何精读《傅青主女科》

段老常说:“工欲善其事,必先利其器。”业医妇科者,必博览众书,精读《傅青主女科》,其主要方法有以下四个方面。

(一)学习《女科》与基础理论相结合

中医妇科学是中医学的一个分支,与中医基础理论有着不可分割的联系。段老认为,搞建筑要打好坚实的基础,学医也是这样,只有系统掌握中医基础理论，学好《内经》等经典著作，才能掌握好中医基础理论，进而学习临床各科知识。因此，学习《女科》必须与中医基础理论结合起来，才能左右逢源，事半功倍。多年来，段老根据《女科》对妇科疾病的论述，反复学习了祖国医学对阴阳、气血、脏腑功能以及脏腑间关系的论述，认为人是一个有机的整体，通过经络的联络，阴阳、气血、津液的作用共同完成人体正常功能活动。由于妇女以血为本，以肝为先天，经、带、产、乳皆以血为用，与肝、脾、肾三脏及冲任功能密切相关，故临床上有肝肾不足、气血失调、冲任不固等病理变化，治疗上以调气血、补脾肾、益肝肾、固冲任为主要治疗法则。

（二）学习《女科》与古典医著相结合

中医妇科学历史悠久，历代医家有关专著颇多。段老认为，志于医者，必勤读古书，留意钻研，寻思妙理，善集各家之长。学习《女科》应与学习古典医著相结合，如学习《女科》调经篇应结合《内经》《校注妇人良方》等关于妇女月经、天癸的论述。通过历代医家对月经疾病的认识及治疗经验，应认识到：妇女经贵如期，经候如常，则百病不起，反之，诸病由生。在诊断上，以月经期、量、色、质之变化，辨明寒热虚实之证候；在治疗上，月经不调者以"调"字着手，重在调气，气调血自调；痛经者，从"通"字着眼，寒者温而通之，热者清而通之，虚者补而通之，实者攻而通之。

段老结合个人体会，撰写了《浅谈傅青主对月经失调的辨证论治规律》一文，在《农村医生》杂志发表。段老学习《女科》血崩篇结合学习了《景岳全书·妇人规》《叶天士妇科》《血证论》等著作，提出崩漏之疾原由房劳伤肾，劳倦伤脾，七情伤肝，冲任失调，气血失和，阴阳失衡，伤及胞宫所致，当急则治标，缓则治本，遵循塞流、澄源、复旧三大法则。曾撰写《学习〈傅青主女科〉治疗崩漏的体会》一文，在《成都中医学院学报》发表。段老学习傅氏对妊娠、产后病、妇科杂病的论述，结合《新编妇人良方补遗大全》《太平圣惠方》等著作，并结合自己的临床经验撰写出《试述傅青主生化汤的应用》，在《农村医生》杂志发表。

（三）点面学习相结合

《珍本医书集成》云："读书之法，当逐字读，逐句读，逐节读，复举全篇融会贯通而读斯能得其言外之意，而为善读者也。"段老认为凡做学问，应注重精与博两个方面，属于重点部分必须达到精通、精纯的程度，一般的地方要博览，做到点精面博，点面结合。

1. 由浅入深，由点及面

段老学习古代医籍一开始不是死攻其疑点、难点，也不求面面俱到，而是有目的、有计划地由浅入深，从点到面，循序渐进。先通读全书，后反复学习重点章节，再结合全书加深理解，掌握要点，消化吸收，使理性认识不断升华提高。

2. 深入理解，重点记忆

段老认为："学而不思则罔，思而不学则殆"。读书切忌囫囵吞枣，食古不化，否则开书了然，闭书茫然，临证困惑，不如不读。他对《女科》中带下、血崩、调经等篇进行了重点学习，某些章节反复背诵，加深记忆，对书中疑点、难点带着问题学习，深思苦想，边阅读，边摸索，边思考，一遍又一遍地阅读，尽量弄通弄懂，把某个问题深入一次，解决一次，巩固一次，直到掌握精神实质。学习中，还参阅了大量古今书籍杂志，摘抄卡片，整理读书笔记十万余字。

3. 纵横权衡，融会贯通

段老学习古典医著，不限于条文，不片面理解和断章取义，而是充分领悟文章的指导思想、治疗方法，在不失原文的前提下，根据每一条文的特点、病因、病机、主症、兼症、治法、方药、禁忌、预后等，将条文进行综合、归纳，纵横权衡，融会贯通，使学得的知识活而不乱，牢而不死。如学习《女科》，其具体方法有以下两点。

其一,同一疾病,不同证型之归纳比较。

同一疾病,由于感邪不同,体质有异,因而临床表现出不同的证型。如段老学习傅氏对带下病的证治时,以带下量、色、质、气味的变化将其分成5种,认为带下俱属实证,系带脉不能约束而成,如:白带色白,"如涕如唾",乃湿盛火衰所致;青带色青,"甚则绿如绿豆汁",乃肝经湿热所致;黄带色黄,"宛如黄茶浓汁,其气腥秽",乃由任脉之湿热所致;黑带色黑,"甚则如黑豆汁,其气亦腥",乃大热之极;赤带色红,"似血非血,淋漓不断",乃大热故也。将带下的不同证型、诊断要点、病理机制,从横的方面做了详尽的归纳分析。又如在学习傅氏对月经失调的论述时,将调经篇的14种病:按病因归类,分成内因、外因两大类;按脏腑病机归类,分成肝郁、脾虚、肝脾两虚、肝肾两虚、肾虚肝旺、脾虚湿甚等证;按证候归类,即按月经周期改变、经量的多少、月经不调中兼症的归类,从纵的方面进行了比较。

其二,方药之间的归纳比较。

段老在学习《女科》时,对某些方药进行了不同方式的归纳比较,从中摸索出傅氏用药的规律及特点。如在《试述傅青主生化汤的应用》一文中,将加味生化汤、加减生化汤、加参生化汤(简称三方)进行了归纳比较:共同点在于三方主症、主方、主药相同;不同点在于三方随症加减用药上不同,如加味生化汤有7个、加减生化汤有6个、加参生化汤有3个不同变化方。三方用药量变化重点为当归、川芎、黑姜、桃仁的使用。段老又对傅氏治疗崩漏,从药物上归结为11方、42味药,特别对固崩止血汤进行了详尽的分析,体会到:《女科》辨证详明,谈证不落古人窠臼,制方不失古人准绳,用药纯和,无一峻品,充分体现了傅氏在辨证立法、遣方用药上的灵活多变,独具匠心。

(四)与现代医著相结合

段老说"读书破万卷",讲的就是一个"多"和一个"真"字。"多"字,即读书要多,面要广,才能博采众长;"真"即读书要认真,勤读精思,才能探百家之精华,洞究古人医理。现代医著反映了当今的医学水平、学术动态和发展趋势。段老学习《女科》不仅参阅了大量古书,还学习了大量现代医著,特别是新出的书刊,包括一些西医杂志。例如,他选读了《全国名医妇科经验方集锦》《中医研究院妇科文摘杂志》《肾的研究》《肾与肾病的证治》等,不断拓宽知识面,深化学科知识,继承整理与临床应用相结合。段老认为,研究中医学术、学习前贤著述、继承前人经验、总结现实经验的根本目的在于应用。只有在应用中才能理论联系实际,验证在中医理论体系指导下的辨证论治是否准确有效。反之,离开了中医理论体系指导下的临床实践,则是盲目的,是不可能总结提高的。多年来,他把继承整理的重点放在带下、崩漏、月经不调等专病的临床研究上,收集了大量的文献资料和临床素材,通过综合、归纳,提升为新的理论,应用于临床。段老一贯效法傅氏对肾的论述,他认为妇科疾病多与肾有关,如肾的阴阳失调可引起崩漏,崩漏日久,最终导致气血双虚,冲任失调。因此,治疗崩漏必须抓住塞流、澄源、复旧三个环节,根据补脾肾、补气血的原则,拟定了"双补汤"(黄芪、党参、当归、地黄、山茱萸、枸杞子)加减化裁,运用于临床各科,疗效甚验。例如双补汤去当归:加何首乌、三七粉、阿胶、仙鹤草、炒蒲黄名补肾固崩汤,治妇人血热崩漏、月经过多,以及各种出血性疾病;加芍药、郁金、益母草、香附名补肾调经汤,治月经不调、经期腹痛;加山药、芡实、薏苡仁、砂仁名补肾健脾汤,治疗脾肾两虚诸症;加桑椹子、何首乌、陈皮、大枣、甘草名补肾养血汤,治肝肾不足,气血两虚之证;加酸枣仁、柏子仁、首乌藤、黄连、龙骨、牡蛎名补肾安神汤,治疗心肾不交,心烦不寐;加淫羊藿、巴戟天、仙茅、鹿角霜、桑寄生名补肾壮阳汤,治男子阳痿、早泄、滑精、遗精等。以上治疗都收到了满意效果。在继承傅青主学术思想基础上,结合自己的临床体会,总结出新经验,创立了新的治疗手段,使中医理论更加发扬光大。

第二节 《金匮要略》问难

20世纪70年代末,重庆市中医学会曾组织专家编写《中医问答》一书,受众主要为赤脚医生、基层医生及低年资的医生。笔者(段亚亭)主要负责其中《金匮要略》部分,以问难、释难的方式就《金匮要略》中的十个经典的问题进行探讨。

问难一: "夫风之为病,当半身不遂,或但臂不遂者,此为痹,脉微而数,中风使然。"这一段应如何理解?

释难:仲景这段条文,仅六句话,二十七个字,将中风与痹证在病因、病理、病位、脉象、病势、预后等方面进行了比较,真可谓言简意赅!在病因病理方面,中风是正气虚弱,风邪中人。

1. 痹证是风、寒、湿三气杂至,合而为痹。

2. 在病位方面,中风病,风中经络,或入脏入腑,痹证是邪气痹阻闭于局部手臂,流注四肢关节。

3. 在症状表现方面,中风病半身不遂,痹证是但臂不遂而有痛感。

4. 在脉象方面,中风脉微而数,微是正气虚,数是邪气盛,痹证之脉虽未明提,因痹证为气闭而血行不畅,脉应微涩。

5. 在病势及预后方面,风动而痹静,中风病势急,病情重,痹证病势缓、病情较轻。

问难二:肺痿、肺痈在病因病理、诊断、治疗方面有何不同?

释难:肺痿与肺痈同属肺部疾病,但在病因病理、诊断、治疗方面各不相同。在病因方面:肺痿因虚热或虚寒而生,如尤在泾说:"肺为娇脏,热则气灼,故不用而痿;冷则气沮,故亦不用而痿也。"肺痈是"风伤皮毛,热伤血脉,血为之凝滞,蓄结痈脓"。在诊断及治疗方面,肺痿有虚热证和虚寒证之分,肺痈有脓未成和脓已成之别,兹列简表归纳比较(表1)。

表1　肺痿与肺痈病因证治简明对比

病名	证型	病因病理	主要脉证	执法及方药
肺痿	虚热证	因汗、吐、下、利小便,重亡津液,肺阴虚而生燥热	咳唾涎沫,上气,咽喉不利,咽燥而渴	生津润肺,兼清虚热,方用麦门冬汤
	虚寒证	肺中虚冷,气沮而成肺痿	必眩多涎唾,而不咳,不渴,必遗尿,小便数	温阳化气,用甘草干姜汤
肺痈	脓未成	风热犯肺,热毒壅盛	咳即胸中隐隐痛,胸满,喘鸣迫塞,畏寒发热	泻火散结,用葶苈大枣泻肺汤
	脓已成	热毒深入营血,蓄结痈脓	咳唾脓血,出唾腥臭,久久吐脓如米粥	清热解毒排脓,用千金苇茎汤和桔梗汤

问难三: 如何鉴别腹满的寒热虚实证候?

释难: 腹满是疾病过程中的一种症状,多见于胃肠道病变。仲景在《金匮要略·腹满寒疝宿食病脉证治第十》中,对腹满的寒、热、虚、实证进行了鉴别。兹举例如下:"腹满时减,复如故,此为寒,当与温药""病者腹满,按之不痛为虚,痛者为实,可下之;舌黄未下者,下之黄自去""腹满不减,减不足言,当须下之。宜大承气汤"。仅举以上三条,足以看出仲景对腹满是运用望、闻、问、切四诊方法,搜寻患者的症状、体征、舌苔、脉象等特点进行脉证分析的。如问患者腹满减与不减的自觉脉状,腹诊按之痛与不痛(同时结合闻诊),喜按拒按,望舌苔或黄成,以及切脉之微弦、紧弦等,以分别寒、热、虚、实证候。总之:以腹满时减,按之不痛者为虚,腹满不减,减不足言,按之痛者为实;腹满时减,复如故,脉微弦者为寒;腹满,舌苔黄者为热。这些都是从实践中总结出来的辨证规律,至今在临床治疗中,仍有指导意义。

问难四： 四饮何以为异？痰饮的治疗方法是什么？

释难：《金匮要略·痰饮咳嗽病脉证治第十二》中"问曰：四饮何以为异？师曰：其人素盛今瘦，水走肠间，沥沥有声，谓之痰饮；饮后水流在胁下，咳唾引痛，谓之悬饮；饮水流行，归于四肢，当汗出而不汗出，身体疼重，谓之溢饮；咳逆倚息，短气不得卧，其形如肿，谓之支饮。"这就是水饮停于肠胃、胁下、肌表和胸膈等不同部位所表现的不同症状，以此，来进行鉴别诊断。

痰饮的治疗大法，如仲景云："病痰饮者，当以温药和之""心下有痰饮，胸胁支满，目眩，苓桂术甘汤主之""夫短气有微饮，当从小便去之，苓桂术甘汤主之，肾气丸亦主之"。其指出了病痰饮者，多脾肾阳虚，心阳不振，当用温阳、化痰、行水的治法和方药来进行治疗，苓桂术甘汤健脾温中，祛湿化痰，治疗心脾阳虚，痰饮停于心下；肾气丸温肾化气行水，治疗肾阳虚命门火衰，水泛为痰之证。一温心脾，一温肾阳，皆属"当以温药和之"，这是治疗痰饮大法的具体应用。

问难五： 水肿病如何辨证？有哪两大治法？如何运用？

释难：《金匮要略·水气病脉证并治第十四》是讨论水气病的专篇，仲景所称的水气病，后世称为水肿病。水气病分风水、皮水、正水、石水、黄汗等 5 种。其脉证要点是："风水，其脉自浮，外证骨节疼痛，恶风；皮水，其脉亦浮，外证胕肿，按之没指，不恶风，其腹如鼓，不渴，当发其汗；正水，其脉沉迟，外证自喘；石水，其脉自沉，外证腹满不喘；黄汗，其脉沉迟，身发热，胸满、四肢头面肿，久不愈，必致痈脓。"

关于水肿病的治疗，《金匮要略·水气病脉证并治第十四》说："诸有水者，腰以下肿，当利小便；腰以上肿，当发汗乃愈。"这是对于《素问·汤液醪醴论篇》中所提出的"开鬼门、洁净府、去菀陈莝"的具体应用，指出利小便和发汗是治水肿的两大原则，对于指导临床实践有着很大的价值。但是，只适用于阳证、实证水肿，阴证、虚证水肿则非所宜。后世在治水肿方面有所发展，临床上，应根据患者体质的强弱、病证的虚实灵活应用。若阳证、实证水肿，当用上下表里分消，因势利导之法；若阴证、虚证水肿，则当从脾肾论治为主。前者治标，后者重本。

问难六：黄疸病的主要病理及治法是什么？

释难：黄疸病，仲景在《金匮要略·黄疸病脉证并治第十五》中做专篇讨论，虽有谷疸、酒疸、女劳疸、黑疸之分，但其病理不外乎湿热与寒湿两类。谷疸、酒疸属湿热黄疸，女劳疸、黑疸属阳虚寒湿黄疸。

如经文所述："脾色必黄，瘀热以行""谷气不消，胃中苦浊，浊气下流，小便不通，阴被其寒，热流膀胱，身体尽黄，名曰谷疸""心中懊憹而热，不能食，时欲吐，名曰酒疸"。这是湿热瘀滞，阻滞中焦，下流膀胱所出现的阳黄病证。其特点是身黄、目黄、小便黄，黄鲜明如橘色。所谓："额上黑，微汗出，手足中热，薄暮即发，膀胱急，小便自利，名曰女劳疸""黄家，日晡所发热而反恶寒，此为女劳得之。膀胱急，少腹满，身尽黄，额上黑，足下热，因作黑疸。"这是肾阳虚，寒湿发黄的阴黄病证。其特点是"身尽黄，额上黑"，黄而晦暗。这4种黄疸，有虚实、寒热之别。

黄疸病的治疗，是针对湿热黄疸与寒湿黄疸两类不同证候进行处理的。湿热黄疸的治疗，如"黄疸病，茵陈五苓散主之""谷疸之为病，寒热不食，食即头眩，心胸不安，久久发黄为谷疸，茵陈蒿汤主之""酒黄疸，心中懊憹，或热痛，栀子大黄汤主之"。指出了清利湿热是正治法，又有湿胜于热、热胜于湿、湿热俱胜之别，分别采取或利湿为主，兼以清热，或清热为主，兼以利湿，或清热利湿并重等不同治法。阳虚寒湿黄疸的治疗，如"男子黄，小便自利，当与虚劳小建中汤"，指出建中补虚的治疗法则。对于女劳疸、黑疸，虽未言及治法及方药，但已将其病证作具体的论述，启示后人应当想到温肾化湿的治法。

问难七：以《金匮要略》瘀血病篇为依据，从脉证上怎样诊断"瘀血"？

释难："瘀血"是一种病理产物，可以出现在很多疾病中。关于瘀血的诊断，仲景早就启示我们应当从脉证上来认识。《金匮要略·惊悸吐衄下血胸满瘀血病脉证治第十六》记载："病人胸满、唇痿，舌青，口燥，但欲漱水不欲咽，无寒热，脉微大来迟，腹不满，其人言我满，为有瘀血""病者如热状，烦满，口干燥而渴，其脉反无热，此为阴伏，是瘀血也，当下之"。这两条指出了从脉证上对瘀血进行诊断的要点。患者感胸满或烦满，口虽燥渴，但欲漱水不欲咽，如有热状，并非发热，这些都是瘀血停聚于内，所表现出来的典型症状。再结合瘀血阻滞，新血不生，无以上荣，出现的唇痿，舌青，甚而青紫，瘀斑瘀点，以及瘀血阻滞，气血运行不畅而出现的脉微大来迟，临床多为脉来不流利现涩象，就不难对有关瘀血证做出明确诊断。

问难八：为什么"呕家有痈脓，不可治呕""病人呕吐者，不可下之"？

释难：呕吐患者，如呕吐出痈脓，是胃内痈脓有出路，只能让其呕吐，脓尽自愈。决不能见呕治呕，使胃内痈脓停聚为害。患者欲呕者，是正气有祛邪上出的趋势，只能因势利导，使邪随呕吐而出，倘用下法，既伤正气，又使邪气内陷入里，加重病情。《内经》所谓："其高者，因而越之"，正是这个道理，在临床治疗上很有指导意义，启示医者应当认识到呕吐，此为驱邪外出的一个途径。凡脓液、痰饮、瘀血，宿食毒物停留于胸膈及胃脘，患者正气能支，而且正邪相争，病势向上向外者，都可用吐法以驱邪外出，邪去则正安，病自痊愈。

问难九：如何鉴别胎与癥？

释难：《金匮要略·妇人妊娠病脉证治第二十》中说"妇人宿有癥

病，经断未及三月，而得漏下不止，胎动在脐上者，为癥痼害。妊娠六月动者，前三月经水利时，胎也。下血者，后断三月，衃也。所以血不止者，其癥不去故也，当下其癥，桂枝茯苓丸主之。"仲景这段条文，对于胎与癥进行了明确的鉴别诊断。如根据停经前的月经是否正常，前三月经水利时，胎，如月经不调，崩漏下血，则为癥病。月经停后，如下血者，当鉴别是胎漏或属癥病，"妇人宿有癥病，经断未及三月，而得漏下不止……此为癥痼害。……下血者，后断三月，衃也"。这就是有癥痼疾，停经后仍下血不止者，属癥病，癥未消除，血不归经而致也，如无癥瘕痼疾，月经一直正常，停经后发生下血者，才属胎漏。然后从是否胎动及动的部位、时间，来鉴别胎与癥："经断未及三月，动在脐上者，此为癥痼害"；"妊娠六月动者"其动不在脐上，则属胎。

问难十：金匮肾气丸主治哪些病证？简述其异病同治之理。

释难：在《金匮要略》中肾气丸主治病证有 5 条：

"虚劳腰痛，少腹拘急，小便不利者，八味肾气丸主之"

"夫短气有微饮，当从小便去之。苓桂术甘汤主之，肾气丸亦主之。"

"男子消渴，小便反多，以饮一斗，小便亦一斗，肾气丸主之。"

"问曰：妇人病，饮食如故，烦热不得卧，而反倚息者，何也？师曰：此名转胞，不得溺也。以胞系了戾，故致此病，但利小便则愈，宜肾气丸主之。"

"崔氏八味丸，治脚气上入少腹不仁。"

仲景创肾气丸，在《金匮要略》中，主治虚劳腰痛、痰饮、消渴、妇人转胞、脚气等 5 种疾病，其中有小便不利、小便反多和不得尿的不同，甚至相反的症状。这些病证虽不同，但肾阳虚衰，气化功能紊乱之病机则一。故用温肾化气的肾气丸一方进行治疗，肾阳得复，气化正常，诸病证自愈，这充分体现了祖国医学"异病同治"之妙。

《金匮要略》湿病证治探讨

《金匮要略·痉湿暍病脉证治第二》中第14~24条都是论述湿病的,对湿病的症状治疗原则、方法和治疗中注意的有关事项及禁忌做了较详细的论述。为了研究湿病的发生和发病规律,找出更有效的治疗方法,现就金匮湿病证治谈点体会。

1.湿病证治主要论述

湿病的主要症状:"湿家之为病……一身尽疼痛,发热湿家……头汗出,背强……哕……胸闷……小便不利。舌上如胎……渴欲不能饮……口燥烦也",还指出湿病"发热""日晡所剧",严重时"身微肿"等症。造成湿病的主要原因:"病伤于汗出当风,或久伤取冷所致",提出了"外湿""内湿"的分类方法。在治疗方面,主张外湿"宜汗法",内湿"宜利小便"的原则,还指出湿邪为病难治,"湿气在……故不愈也",在治疗时应注意不能"过汗",也不能"误下"等事项,为后世医家提供了宝贵经验。

2.湿病的病因与特点

湿是夏季的主气,因为气候潮湿,易感受湿邪而致病。湿是一种重浊腻滞的病邪,病多缠绵反复发作,病程较长,常见的有外湿和内湿。湿邪也常与其他病邪相结合,如湿热、寒湿、风湿、暑湿、湿温等,也常与脏腑相结合而致病,可见湿邪致病的普遍性,广泛存在于各种疾病之中。

(1)湿病的病因与机制:湿病的发生多因夏季湿邪较重,湿邪易侵入人体而发病。或环境潮湿,久居湿地或在水中作业等,外伤于湿,侵入肌表,卫气不宣,气机不畅,湿邪内蒸,上蒙清阳,故而"因于湿首如裹"头昏,导致疲倦疼痛,肢体沉重,胸闷痞满,口渴不欲饮,小便不利等。

本病也多因脾胃素弱,或多食膏粱厚味,嗜酒,喜服生冷瓜果等,湿邪内生,湿困脾土,运化失常,胸腹胀满或呕恶不食,大便稀,脉濡数,"诸肿胀满,皆属于脾",湿邪侵入其他脏腑,出现各脏腑的病变,表现出不同的症状。

（2）湿邪致病特点：根据湿邪的性质和侵犯的部位不同，表现出不同症状。

1）湿性黏腻：易停滞固定的特点，常见全身困重乏力、胸闷腹胀、苔腻等症，治疗不易清除，缠绵难愈，病情易反复性。

2）湿性重着：常见湿停于肌表，出现头痛、肢体困重、疲乏无力、肌肉关节疼痛、肢节屈伸不利等。

3）湿性重浊：湿邪易下注，"伤于湿，下先受之"，多见白带多而清稀、化热后带黄而臭、大便溏稀或脓血等；湿热侵入皮肤，出现湿疹、疮疡或流黄水而痒；湿困四肢则肢软无力、足背浮肿等；湿热下注宗筋，宗筋弛纵导致阳痿等。

4）湿邪易困脾犯胃：诸湿肿满皆属于脾，多出现胸腹胀满、恶心欲吐、纳差、大便稀溏、苔厚腻等。

5）湿邪易热化：多见胃热甚或久服温燥药的患者，多从热化，常见口干苦、口臭、口渴、小便黄、大便干、苔黄厚等。

6）内外湿结合：多由外湿诱发内湿，相互结合而发病。常表现为外湿和内湿的相关症状，加强外湿的预防和防止内湿的产生，是防止湿病的关键。

7）湿邪侵袭的特点：湿邪侵入体内，早期症状轻或无症状，不易被人重视，病情加重后才出现症状。由于发病缓慢，治疗也缠绵难愈。

3. 湿病类型

（1）外湿与兼证：外湿侵犯肌表，多见恶风发热、头重如裹、身困重痛、痛有定处、四肢怠惰、关节屈伸不利、舌苔白腻、脉濡缓等。湿邪与其他病邪相结合多出现兼证。

1）风湿证：常见皮肤生癣、湿疹、风疹等病。常见身痒，有时体液渗出，或窜走不定。风湿伤经络，出现发热（多午后），恶风汗出，头痛如裹，身重，骨节疼痛，窜走不定，或微肿，脉濡（多见风痹或行痹）。

2）暑湿证：发热，恶寒，呕吐胸闷，汗出气促，身重倦怠，食少腹泻，小便赤涩,舌苔白腻或黄腻,脉浮滑数。

3)寒湿证:外感寒湿,流注关节,阻滞经脉。多见全身疼痛、关节沉重、疼痛较重、行动不便、四肢浮肿、小便少而清、大便稀溏、舌苔白腻、脉迟等。

4)湿温证:是夏季一种外感热性病。有的具有传染性,多见头痛、恶寒、发热、面色发黄、身重而痛、情绪淡漠、胸闷,继而发热持续不退,且午后发热重,状如阴虚不渴,舌苔白,脉细或濡。

5)湿热证:湿热流注关节,郁而化热。多见四肢关节肿痛,或红肿,或午后发热,心烦,渴而不多饮,小便赤而少,舌苔黄腻,脉滑数。

(2)内湿:多因湿困脾土,湿浊阻滞,病位在三焦。

1)湿阻上焦:多见头胀头痛,胸闷痞满,口淡无味而黏,或有甜味,不思饮食,或渴不多饮,小便短少,苔白腻。

2)湿阻中焦:多见腹部饱满,饮食不化,嗳气纳差,四肢沉重无力,黄疸,大便稀,小便涩少,苔白厚腻。

3)湿阻下焦:多见阴部肿胀,下肢重着,小便混浊,大便稀溏,妇女带下过多等。因内湿多有寒化或热化倾向,在辨证时要明确,在治疗用药时极为重要。

4.湿病的治法

《金匮要略》治疗湿病,外湿证用发汗法,从表解。表实证用麻黄杏仁薏苡仁甘草汤,表虚汗出用防己黄芪汤,兼有身痛沉重用桂枝附子汤,风湿骨节疼痛用甘草附子汤,大便稀、小便不利用白术附子汤等。关于里湿,《金匮要略》湿病专论中谈得较少,如"湿家身烦疼,可与麻黄加术汤发其汗为宜"。白术具有除里湿、助脾土的作用。后世医家根据湿病的部位、性质、症状及湿邪轻重的不同,提出了治疗湿病的多种方法,最常见的有芳香化湿、苦温燥湿、苦寒燥湿、淡渗利湿(利水祛湿)等,在临床上互相配合,结合脏腑主要症状,辨证用药,均能收到较好的疗效。

笔者根据《金匮要略》治湿病"在表者发汗,在里者利小便"的原则,结合临床湿邪所在部位、性质等特点，将湿病最常见的药物和分型治疗介绍如下。

（1）常用祛湿药物

1）外湿用药

祛风胜湿：羌活、独活、防风、白芷。

芳香化湿：藿香、佩兰、砂仁、白蔻。

祛湿通络：苍术、防己、薏苡仁、羌活、独活、威灵仙、秦艽、木瓜。

2）内湿用药

芳香化湿：藿香、佩兰、白蔻、砂仁。

苦温燥湿：苍术、厚朴、草果、法半夏。

淡渗利湿：茯苓、猪苓、泽泻、车前子。

清热燥湿：黄连、黄柏、栀子、苦参、龙胆草。

健脾除湿：党参、白术、茯苓、山药、薏苡仁、扁豆、莲米。

在治疗中，注意湿邪的偏重或偏轻，寒重或热重，寒化或热化的变化，对症用药，以利于提高疗效。

（2）关于脾胃湿热和肝胆湿热的产生与治疗：多因外湿或饮食不节，引起人体脾的运化失常，出现脾湿胃热，交阻中焦，气机阻滞，肝胆疏泄失常，胆汁外溢于皮肤而发黄疸。如黄疸伴见消化道症状，这是脾胃湿热型；如黄疸伴见肝胆经的症状，这是肝胆湿热型。

1）脾胃湿热型

治法：清热利湿。

代表方：茵陈五苓散。

常用药：茵陈、金钱草、茯苓、猪苓、泽泻、车前子、滑石。

2）肝胆湿热型

治法：清热利湿。

代表方：茵陈蒿汤。

常用药：茵陈、金钱草、栀子、黄芩、黄柏、黄连、茯苓、猪苓、泽泻、车前子、茅根、滑石。

（3）分型治疗

1）表湿型

表现：头痛而重如裹，恶风，身热不甚，怕冷，四肢困倦，乏力胸闷，口干不欲饮，苔厚白，脉濡。

治法：发汗除湿。

方药：羌活胜湿汤加味。

组成：防风10g，羌活10g，砂仁10g，厚朴10g，藁本10g，独活10g，川芎10g，白芷10g，藿香10g，佩兰10g，苍术10g，薏苡仁30g，甘草10g。

按：本方用于表湿偏于寒证，既体现表湿用发汗的原则，又体现辨证用药的灵活性，笔者用本方治疗表湿证有较好疗效。

2）上蒙型（湿在上焦）

表现：头如裹，头胀头重，口干不欲饮，口黏，有时味甜，胸闷痞满，不思饮食，小便少，舌苔白腻。

治法：解表和中，芳香化湿。

方药：藿香正气散加味。

组成：藿香10g，佩兰15g，紫苏12g，白芷10g，桔梗10g，厚朴20g，大腹皮10g，半夏10g，陈皮10g，茯苓15g，白术12g，薏苡仁30g，砂仁10g，甘草10g。

按：本证系外感风寒，内伤湿滞，湿阻上焦之证，采用解表和中、芳香化湿之法，表解湿除，达到药到病除的效果。

3）中阻型（中焦）

表现：多见脘腹胀满，饮食不化，嗳气，四肢沉重，乏力，大便稀溏，小便少，苔白厚腻。

治法：健脾燥湿，淡渗利湿。

方药：自拟除湿汤。

组成：泡参20g，苍术10g，白术10g，茯苓15g，厚朴10g，法半夏10g，薏苡仁 30g，砂仁 10g，藿香 10g，佩兰 15g，山药 30g，车前子 15g，甘草 10g。

按：本方针对脾虚湿阻，采用健脾燥湿为主的方法，是根据"脾强湿自除"的原则，治疗湿阻中焦有较好效果。

4）下注型（湿热下焦）

表现：包括水肿，泌尿系统、消化系统疾病和妇女带下病等。这里仅举湿热下注膀胱为例。尿频、尿急、尿痛，少腹胀痛，口干苦，苔微黄厚，脉微数（尿路感染）。

治法：清热泻火，利湿通淋。

方药：自拟通淋汤。

组成：金银花 30g，黄芩 15g，黄柏 15g，苦参 12g，紫花地丁 30g，蒲公英 30g，木通 12g，瞿麦 20g，车前子 15g，泽泻 15g，海金沙 30g，白花蛇舌草 30g，虎杖 30g，六一散 30g。

按：本方采用清热解毒、利尿通淋法，对湿热下注膀胱诸症（急性尿路感染者）疗效甚好。

5.体会

《金匮要略》全面论述了湿病的病因、病机、治疗和预防，对后世医家在发展和提高治疗湿病的水平上作出了重要贡献。笔者根据《金匮要略》湿病的理论，结合后世医家治疗湿病的经验和个人体会，提出了湿病的 4 个证型。运用发汗除湿、解表和中除湿、健脾燥湿、清热利湿等法，相互配合，随症加减，治疗中取得了较好疗效。由于湿邪主要侵犯脾胃，病程较长，反复性较大，给治疗带来一定的困难，因此，应未病先防，重点保护脾胃功能，这是防治湿病的关键。

段老运用《金匮要略》当归贝母苦参丸经验

《金匮要略》所载当归贝母苦参丸原治"妊娠小便难，饮食如故"。段老精研经方及本草药性理论，结合多年临床，认为本方具有清热散结、燥湿解毒、养血化瘀、润燥解郁之功。秉承"有是证则用是药"观点及异病同治理念，段老扩展本方的运用，将本方运用于慢性前列腺炎、盆腔炎性疾病、湿疹、慢性咳嗽等病机属于湿热内蕴、血虚热郁、血瘀内结者，疗效显著。以下就段老运用当归贝母苦参丸的经验进行探讨，以期更好地运用于临床。

当归贝母苦参丸出自《金匮要略·妇人妊娠病脉证并治二十》。原文载："妊娠小便难，饮食如故，当归贝母苦参丸主之。"本方由当归、贝母、苦参三味药组成，治疗肝郁血虚、下焦湿热而致的妊娠小便难一症。段老指出，其临床应用不应限于原方"妊娠小便难"这一主治，但凡符合本方病机者均可选用，应秉持"有是证用是方"的异病同治理念，能大大扩展此方的运用范畴。

1.解药性，深研《本经》出新知

段老常言临床应"理宗内难，方用仲景，药本神农"。仲景经方药味少而配伍精，因此段老认为阐释经方应首先从方剂中的药物特性着手，需参考《神农本草经》中对药物的记载。当归贝母苦参丸中的三味药在《神农本草经》中有着较为详细的论述。其中苦参"主心腹结气，癥瘕积聚，黄疸，溺有余沥。逐水，除痈肿，补中，明目止泪"，段老归纳苦参的主要功效为清热、燥湿、解毒，其中清热之论，段老赞同徐大椿"去心腑小肠之火"论，认为其既能清心肝之热，又能清下焦之热，清心热而散心腹结气，清肝热而除黄疸、明目止泪，清下焦之热而能治尿有余溺，还能燥湿逐水，解毒治癥瘕积聚、痈肿。当归"主咳逆上气，温疟寒热洗洗在皮肤中，妇人漏下绝子，诸恶疮疡，金疮"，段老常言"当归者，令诸血有所归"，认为当归运用广泛，血病诸证皆宜用。除此外，还有因其质润能润肺金而止咳嗽，故主咳逆上气，同时因肺与大肠相表里，还有润肠通便之效。贝母"主伤寒烦热，淋沥邪气，疝瘕，喉痹，乳难，金疮，风痉"，段老认为，贝母有清热、散结、化痰、解郁之功，清心热，故主伤寒烦热，心与小肠相表里，亦清小肠之热而止淋沥邪气；其散结而能除疝瘕，喉痹，解郁者，亦主烦热。此外，在《名医别录》还补充其能治"咳嗽上气，止烦热渴"，贝母尚能润肺止咳。贝母有浙贝母、川贝母之分。段老指出浙贝母清热散结之力更著，在临床运用本方时多以浙贝母为先，取其清热散结、化痰止咳之功。

2.识方眼,注家纷纭抓核心

在研究药性的同时,段老强调经方的功效,绝非三者药性的堆砌,但是要更深入地研究方剂必须从药味中着手。三者配伍有清热散结、燥湿解毒、养血化瘀、润燥解郁之功。若深入研究能扩展其用方指针。需要在深谙药性的前提下研究方眼,即本方的用方指针。

当归贝母苦参丸原方仅九字描述其用方症状,即"妊娠小便难,饮食如故"。正因其描述简略,历代医家对此方各有阐述,众说纷纭。《金匮方论衍义》认为本方所致病病位在下焦,病机为"膀胱热郁,气结成燥",用当归和血润燥,贝母润燥解郁治热淋,苦参利窍逐水。魏荔彤在《金匮要略本义》中认为此病为"血虚生热,津液伤而气化斯不利也。主之以当归贝母苦参丸,当归生血,贝母清气化之源,苦参降血热之火。"尤怡亦认为病机属"血虚热郁而津液湿少也",方解为"当归补女子诸不足,苦参入阴利窍,除伏热,贝母能疗郁结,兼清水液之源也"。至《医宗金鉴》,吴谦认为此条为"方证不合,必有脱简"。

现代医家对于此方也有阐述,如乔模承魏、尤之论,认为本病由血虚有热,气郁化燥,膀胱津液不足所致,治疗以当归贝母苦参丸养血利尿,清热散结。方中当归养血润燥、贝母利气解郁,苦参清利湿热。三药合用,使小便通利,共奏养血润燥、解郁清热之效。王渭川认为,本病由下焦湿热所致,处方当归贝母苦参丸,以当归益阴血,苦参降伏热,贝母除郁结。邓铁涛认为,津血虚弱并有热郁,膀胱气化不利乃由湿热所致。当归贝母苦参丸方中当归养血润燥,贝母利气解郁,苦参清热除湿。本方又可用来治疗妊娠期间因肠道燥热引起的大便秘结。

段老认为,当归贝母苦参丸的条文及方药对于临床有着重要的意义。"妊娠小便难"这一症状的病机除血虚热郁外,尚有可能为血瘀、湿热蕴阻下焦,致使膀胱气化不利。段老强调,研习古方还需与现代医学相应证。现代医学也表明:妊娠妇女因子宫增大会在骨盆入口处压迫输尿管而造成机械性梗阻,使尿流受阻而出现小便难,此便可从血瘀而论;此时细菌也更易侵入、停留、繁殖而发生尿路感染，出现尿频、尿频、尿痛、尿不尽等尿路刺激症状，这便可从湿热而论。

因此，段老认为此方应抓住方眼，即用方指针。用方的内在病机为湿热内蕴、血虚热郁、血瘀内结。故用此方时，体内有湿热遂用苦参除之，有血虚血瘀用当归养血化瘀，浙贝母润燥解郁而有提壶揭盖之妙，合方而用，使血得养、热得清、湿得利。

3. 察病机，病异证同此方施

段老指出，本方常用于妊娠小便淋沥涩痛、男子前列腺炎、小便不利、泌尿系统感染、慢性咳嗽、湿疹等病机属湿热内蕴、血虚热郁、血瘀内结者，以此方单独运用，或合用他方均能取得良好的疗效。

案1　慢性前列腺炎

杜某，男，50岁，2015年9月12日初诊。

主诉：尿频尿痛2年余，加重半个月。患者为出租车司机，常年久坐，2年前因大量饮酒后，出现小便次数频繁，尿急，尿痛，小便时有灼热感，小腹坠胀疼痛，于外院诊断为慢性前列腺炎，未规律治疗。病情时轻时重，若饮食辛辣刺激或饮酒后症状会加重，调整饮食及生活规律症状有所缓解。半个月前再次因暴饮暴食后，小腹坠胀疼痛感加重，小便灼热，刺痛，自服消炎药症状缓解不明显特来就诊。

刻下症见：小便频数，便时尿道灼热、刺痛，小腹坠胀感明显，会阴及睾丸潮湿，精神疲倦，白天易困，夜寐欠安，多梦易醒，纳可，大便欠成形，舌红苔黄腻根黄厚腻，舌下静脉青紫怒张，脉沉。

诊断：慢性前列腺炎。

辨证：下焦湿热瘀阻证。

治法：清热利湿，活血化瘀。

方药：当归贝母苦参丸合程氏萆薢分清饮加减。

药用：当归10g，浙贝母10g，苦参10g，蒲公英15g，绵萆薢15g，黄柏10g,石菖蒲10g,土茯苓15g,车前子15g,炒白术10g,丹参15g,泽泻10g,藿香15g。5剂。

2015年9月19日二诊时,诉小便灼热、刺痛感减轻70%,小便时尿道稍有瘙痒,于前方中加入败酱草15g,千里光15g。5剂。

2015年9月26日三诊:小便灼热感与瘙痒感已无,轻微刺痛及坠胀感,原方再进7剂。

半年后随访,小便基本正常,近半年曾因饮食辛辣后偶有反复2次,自行购买三诊方药服用3剂症状均基本消退。

按:本例患者受职业所累,长时间久坐致使下焦气血不畅,瘀血内生,加之剧烈饮酒后使湿热留阻不去,长时间未得治疗,湿热瘀结,阻碍下焦气化功能而出现小便频数、刺痛、小腹坠胀等症,治以当归贝母苦参丸合程氏萆薢分清饮,以清热利湿化瘀,使下焦湿热得去,瘀血得化,症状自然减轻。

案2　盆腔炎性疾病后遗症

宁某,女,28岁,2014年7月31日初诊。

主诉:反复腹痛2年。患者2年前无明显诱因出现发热、小腹及少腹疼痛,外院诊断为急性盆腔炎,予抗炎治疗后体温正常,腹痛仅轻微缓解。月余后腹痛症状不消,外院诊断为盆腔炎性疾病后遗症。经治疗症状缓解不明显,近2年症状反复缠绵,现时时有小腹冷痛伴有刺痛,白带色黄量较多,稍有异味,经期痛经明显,舌淡红,苔白满布苔根略有罩黄,脉细涩。

诊断:盆腔炎性疾病后遗症。

辨证:寒热错杂,寒湿瘀阻证。

治法:平调寒热,温阳化瘀。

方药:当归贝母苦参丸合少腹逐瘀汤、当归芍药散加减。

药用:当归15g,浙贝母15g,苦参10g,川芎10g,炮姜8g,延胡索15g,赤芍15g,小茴香10g,蒲黄(包)10g,桂枝10g,炒白术30g,土茯苓30g。5剂。

2014年8月4日二诊：药后疼痛减少50%，仍觉小腹冷，虽值盛夏，夜晚睡觉不敢开空调，小腹部需盖两层被单，白带色黄，仍有异味。前方去炒白术，加吴茱萸3g、艾叶10g。5剂。

2014年8月10日三诊：服药后小腹痛感基本消退，小腹冰冷感好转，现夜间睡眠已可不盖被单，白带仍色黄。前方吴茱萸改为6g，并加醋香附10g。5剂。

2014年8月16日四诊：药后小腹冷痛感消失，现白带色黄，异味较重，白苔已退，苔薄黄，脉沉。段老指出此时寒邪已去九分，主要乃湿热为患，故立清利湿热为法。

方药：当归贝母苦参丸合薏苡附子败酱散、易黄汤。

药用：当归15g，浙贝母15g，苦参10g，败酱草30g，生薏苡仁50g，附子10g，黄柏10g，白果10g，车前子10g。10剂。

2014年8月30日五诊：前药服至2剂时，白带颜色基本正常，异味减轻，10剂后，白带正常。前方去附子，加桂枝10g，茯苓15g，10剂。半年后随访，未再发作。

按：本例患者因急性盆腔炎后腹痛反复缠绵，小腹以冷痛为主，白带量多，因寒湿停聚与瘀相结。又因病久不愈，湿聚化热，带下色黄有味，属寒热错杂，故前三诊予少腹逐瘀汤以温化寒湿、化瘀止痛，当归贝母苦参丸清热利湿。治疗至第四诊时寒邪已退，以湿热为主，故换方以当归贝母苦参丸合薏苡附子败酱散、易黄汤治疗。段老常说，因为疾病发展过程，病机常有所变化，故治疗时必须有方有守有法有变！

案3 湿疹

许某，男，63岁，2015年8月10日初诊。

主诉：全身泛发红斑丘疹伴瘙痒半年。患者半年前至海南过冬，食用大量海产品后四肢出现红斑、丘疹，渗出，自服抗过敏药无效，

2 日后皮疹延及躯干及面部，渐及全身，瘙痒明显，于医院住院治疗。诊断为湿疹，予抗炎、抗过敏治疗，症状略微缓解后出院。返回重庆后再次出现湿疹，于当地诊所服用抗生素、静脉滴注激素治疗后症状稍有缓解。现每日服用 2 种抗过敏药。

刻下症见：全身泛发红色小丘疹，以后背及下肢为重，瘙痒明显，部分渗液，下肢抓痕明显，舌红苔黄腻，左脉滑数，右脉浮数。

诊断：湿疹

辨证：湿热蕴肤证。

方药：麻黄连翘赤小豆汤合当归贝母苦参丸、四妙散加减。

药用：当归 15g，浙贝母 10g，苦参 10g，生麻黄 8g，蝉蜕 5g，连翘 15g，赤小豆 60g，生桑白皮 20g，苦杏仁 10g，炒苍术 20g，黄柏 15g，生薏苡仁 50g。5 剂。

2015 年 8 月 17 日二诊：药后瘙痒减退，自诉服药后感觉小便通畅，追问病史，有慢性前列腺炎病史 10 年余。前方去炒苍术，减当归量为 10g，加香薷 10g，炒白术 15g，丹参 20g。5 剂。

5 剂药后皮损基本消退，小便通畅。

按：本例患者因过食海鲜，致使湿热内蕴而发病，湿热胶结缠绵难愈，加之回重庆后为阴雨天气，湿热难除，前医以麻黄连翘赤小豆汤治疗后虽有疗效却未根治，是药轻病重之故，故段老于此方中加入走下焦之当归贝母苦参丸、四妙散。使湿热一从汗解，一从溺解，暗合《内经》"开鬼门、洁净府"之妙，故患者服药后自诉其小便通畅，这是湿热除、小便通利之象。

案 4 慢性咳嗽

李某，男，32 岁，2014 年 12 月 6 日初诊。

患者反复咳嗽 3 个月余。3 个月前因淋雨后出现高热，于当地诊所输液治疗 5 天后体温正常，余有咳嗽一症，自服止咳药无明显缓解，后服用桑菊饮、杏苏散、止嗽散等止咳中药数剂，咳嗽缓解亦不明显,特来就诊。

刻下症见:频声咳嗽,咳声重浊,痰量较少,色黄质黏,咽痛,咳时胸闷,剧烈时可有呕吐、喘憋。食欲差而纳少,眠尚可,大便黏,小便黄,舌红尖甚苔黄腻,脉滑数。查咽部充血,扁桃体Ⅰ度肿大。

诊断:慢性咳嗽。

辨证:湿热缠绵,肺失宣降证。

方药:当归贝母苦参丸合甘露消毒丹加减。

药用:当归12g,浙贝母15g,苦参8g,藿香15g,茵陈10g,黄芩15g,连翘10g,石菖蒲10g,通草5g,射干10g,白豆蔻8g,六一散20g,旋覆花(包)10g。5剂。

2014年12月13日二诊:1剂药后,患者咳嗽顿减,5剂后咳嗽仅余2分,仍无食欲,不思食,舌色红,苔由黄腻转薄,脉滑,方已中病,湿热已清但未彻底,调整方药,守前方减量并稍作加减。

药用:当归10g,浙贝母10g,苦参6g,藿香10g,茵陈10g,黄芩12g,连翘10g,菖蒲10g,射干10g,六一散15g,茯苓15g,炒山楂15g,炒神曲15g。5剂。

2014年12月20日三诊:服药后未再咳嗽,纳转佳,有饥饿感,嘱饮食清淡,米粥进养。

按:湿热咳嗽在临床中也多常见,多为外感咳嗽失治误治而来。本例患者淋雨受寒后,为湿邪所侵,湿邪缠绵不去而化热成湿热之邪,故与甘露消毒丹合当归贝母苦参丸清利湿热,宣畅气机而止咳。

结语

段老强调辨证论治是中医治病的特色,而异病同治是辨证论治体系中的重要内容。审查病因、明辨病机是辨证的核心,针对病机立法选方是治疗取得疗效的关键。当归贝母苦参丸虽只是数百首经方中的一首,但是通过段老对其灵活运用,能看出经方的运用范围极广,但灵活运用本方的要领便是深刻领悟本方所针对的病机湿热内蕴、血虚热郁、血瘀内结，故以当归贝母苦参丸作为基础方，灵活加减，均能获得良好的临床效果。

第三节 《新编医学三字经》白话解

《医学三字经》为中医四小经典之一，为清代医家陈修园所著，尤为历代医家所重视，也成为我教授年轻中医的教材之一。20世纪70年代，四川巴中沈舫钦医师邀我（段亚亭）仿修园之意，参阅多部古籍，结合临证经验，共同编写《新编医学三字经》，欣然命笔而成此稿。以三字歌诀的形式囊括各科理法方药，力求提纲挈领、贴近临床、音韵和谐，易于记诵。

余滥觞医林70余年，虽内、外、妇、儿皆有涉猎，但于妇科一病研究颇多。孙真人在《千金方》中将妇人病篇放在首论，本节亦首列妇产科诸疾。一阴一阳谓之道，次列男科诸疾。古有言善伤寒杂症易，再列伤寒、温病，最后附全文。

妇产科

妇产科	论精尚
二七年	天癸旺
任冲盛	经信畅
肾肝脾	重三脏
青中老	分期尝

妇人有其特殊的生理和病理特征。中医学对其有精尚的论述，早已形成专科。妇人病包括经、带、胎、产、乳及前阴等诸种疾病。

女子大约在十四岁（二七年）时，有一种真阴物质——天癸就发展到成熟阶段,加之任脉通,太冲脉盛,月经即开始初潮。月经每月按期而至,守信而不乱,故称月信。

妇人病的治疗,侧重于肾、肝、脾三脏。青春期以治肾为主,因肾主冲任,肾旺则冲任旺,月经正常,百病不生。中年以治肝为主,因肝藏血,主疏泄,妇人此期最易患情志之病,故侧重疏肝,理气养血。老年治以脾为主,因老年肾气已衰,气血不足,必赖后天水谷饮食生化气血,以资奉养。后天者,脾也,故老年以治脾为主。

月经病	四字纲
常用方	四物良
渐早至	药宜凉
气不摄	温何妨
渐迟至	重桂姜
血热耗	可清凉
错杂至	气血伤
归脾法	主二阳
兼郁结	逍遥长

月经病以期、量、色、质四字为纲。期的先后,量的多少,色之鲜暗,质之稠淡,以辨其虚实寒热。月经不调的原因很多,外感六淫、七情内伤、房劳过度,均可导致五脏失和,气血逆乱,冲任损伤,而产生月经病。月经病包括月经先期、月经后期、月经先后无定期,月经量多、量少、崩漏、痛经及闭经等。用调补肝脾肾、调和气血、调养冲任等法以治本,用理气、清热、散寒、化湿、祛痰、化瘀等法以治标。针对病因、辨证施治。

纵观古今妇科诸方,多以四物汤为基本方来加减。

主方:四物汤(《太平惠民和剂局方》)。

调肝养血宜四物，归芎芍地酌相应。

气虚血少参芪补，气燥血热知柏清。

寒热柴丹炒栀子，但热无寒丹骨平。

热甚芩连寒桂附，止血茅蒲破桃红。

当归9g，川芎9g，白芍9g，熟地9g，水煎服，名四物汤。本方加人参6g，黄芪12g，名圣愈汤（《医宗金鉴》）。本方加知母9g，黄柏9g，名六物汤（《医宗金鉴》）。本方加柴胡9g，丹皮9g，炒栀子9g，名加味四物汤（《医宗金鉴》）。本方如地骨皮6g，丹皮6g，名地骨皮饮（《医宗金鉴》）。还有如下几种加减法：热甚加黄芩9g，黄连4g；寒甚加肉桂4g，熟附片9g；止血加白茅根20g，炒蒲黄9g；破血加桃仁9g，红花6g。

月经早期（又称月经先期）：系指月经周期提前7天以上，乃血热所致，宜凉之。血热有虚热和实热之分。实热者，血色鲜红量多，五心烦热，口干苦，舌红苔黄，脉数而有力，宜用清热凉血调经法，予清经汤加减；虚热者，血色红量少质稠，潮热，手足心热，舌红，脉细数，宜用养阴清热调经法，予两地汤加减。

主方：清经汤（《傅青主女科》）。

清经汤治血实热，调经清热及凉血。

生地白芍丹骨皮，茯苓青蒿共黄柏。

生地12g，白芍9g，丹皮9g，地骨皮9g，茯苓9g，青蒿9g，黄柏9g。水煎服。

附方：两地汤（《傅青主女科》）。

傅青主制两地汤，养阴清热调经方。

地骨生地玄参麦，阿胶白芍效功长。

地骨皮9g，生地15g，玄参12g，麦冬9g，阿胶9g，白芍9g。水煎服。

另外，也有气不摄血而早至者，量多色红质稀，神倦心悸气短，舌质淡,脉虚,用温摄益气法,以补中益气汤加减。不可再投凉剂。

主方:补中益气汤(《脾胃论》)。

> 补中益气升阳清, 脾伤气陷大虚洪。
>
> 头病表热自汗出, 心烦口渴畏寒风。
>
> 困倦懒言无气动, 崩泄脱肛及阴挺。
>
> 保元甘温除大热, 血归气术补脾经。
>
> 佐橘降浊散滞气, 升柴从胃引阳升。
>
> 阴火肾燥加地柏, 阳热心烦安神宁。

黄芪 9g,人参 6g,甘草 3g,当归 9g,白术 9g,陈皮 6g,升麻 6g,柴胡 6g,水煎服。或加大剂量作丸剂。若阴火时显躁热,加黄柏 6g,生地 9g,阳热昼夜心烦,合朱砂安神丸。

月经晚期(又称月经后期),指月经周期延后 7 天以上,乃血寒所致,宜温之。血寒有实寒和虚寒之分。实寒者,腹痛,血色暗红,得热痛减,苔白,脉沉紧,用温经散寒调经法,当归四逆加吴茱萸生姜汤主之;虚寒者,腹痛绵绵,血色暗红而量少,神疲乏力短气,苔薄白,脉沉迟,用扶阳祛寒调经法,《金匮要略》温经汤加减主之。

主方:当归四逆加吴茱萸生姜汤(《伤寒论》)。

桂枝汤加当归、细辛、木通,名当归四逆汤,再加吴茱萸,并加重生姜剂量,名当归四逆加吴茱萸生姜汤。

附方:温经汤(《金匮要略》)。

> 温经归芍桂萸芎, 姜夏丹皮又麦冬。
>
> 参草扶脾胶益血, 调经亦可治崩中。

当归 9g,白芍 9g,桂枝 9g,吴茱萸 5g,川芎 9g,生姜 2 片,半夏 9g,丹皮 9g,麦冬 9g,人参 6g,甘草 3g,阿胶 9g。水煎服。

另外,也有血热耗伤阴血,不能如期而至者,血量少,质稠,五心烦热,苔黄舌赤,用疏肝养血清热法,予丹栀逍遥散加减。不可再投温剂。

主方:丹栀逍遥散(《内科摘要》)。

逍遥理脾而清肝，　血虚骨蒸烦嗽痰。

寒热频赤胁不快，　妇人经病脉虚弦。

苓术归芍柴薄草，　加味丹栀肝热添。

肝气滞郁陈芎附，　热加吴萸炒黄连。

白术 9g，茯苓 9g，当归 9g，白芍 9g，柴胡 9g，薄荷 4g，甘草 3g，水煎服。肝气滞加陈皮 9g，川芎 9g，香附 6g，肝气郁热加吴萸 3g，黄连 5g。本方加栀子 8g，粉丹 9g，名丹栀逍遥散，治肝经有热者。

经期或前或后，或两三月一至，或一月数至，称月经先后无定期，乃气血紊乱所致。多由脾不统血或肝气郁结引起。脾不统血，症见血色淡，心悸面黄，纳差便溏，舌淡脉虚，从二阳论治。二阳者，脾胃也。一以增进饮食使其生化气血不绝；二以健脾益气统血，血始如期而至。用归脾汤加减，方中加入熟地，名黑归脾汤，脾肾两调。肝气郁结，症见胸胁胀满，嗳气，烦躁易怒，五心烦热，月经错乱。用疏肝解郁调经法，予丹栀逍遥散加减。

主方：归脾汤（《妇人良方》）。

归脾汤用术参芪，　归草茯神远志随。

酸枣木香龙眼肉，　煎加姜枣益心脾。

白术 9g，人参 6g，黄芪 9g，当归 9g，炙甘草 3g，茯神 6g，炒远志 5g，酸枣仁 9g，木香 5g，龙眼肉 9g，生姜 2 片，大枣 6g，水煎服。

附方：丹栀逍遥散（见前）。

若恶阻	六君汤
安胎法	寒热商
胎漏下	胶艾良
补脾肾	胎自昌
暗室灯	妊九方

妊娠恶阻,主要由冲脉之气上逆,胃失和降所致。常见原因有脾胃虚弱与肝胃不和两种,治疗原则以健脾益胃、降逆止呕为主。症见腹满厌食,呕吐,神疲思睡。宜用香砂六君子汤加减,热重加黄连,口渴加麦冬、乌梅,吐甚加竹茹、紫苏叶、灶心土(伏龙肝)。

主方:香砂六君子汤(《时方歌括》),即六君子汤(《医学正传》)加木香、砂仁。此处木香当改用藿香。

> 脾胃气虚四君子, 脉软形衰面白黄。
>
> 倦怠懦言食少气, 参苓术甘枣姜强。
>
> 气滞加陈异功散, 有痰橘半六君汤。

人参9g,甘草3g,茯苓9g,白术9g,水煎服,名四君子汤(《太平惠民和剂局方》)。本方加陈皮9g,名五味异功散(《小儿药证直诀》)本方加陈皮9g,半夏9g,则名六君子汤。

胎元不安,原因甚多,或因虚(气血虚、肾虚、脾虚),或因寒,或因热,或因瘀血,或因跌仆伤损。安胎之法有多种,根据患者证候特点,进行辨证施治,不可概以黄芩、白术为安胎圣药。

妊娠腹痛,时时下血,用胶艾汤(《金匮要略》)。此方为妇科常用方剂,热加芩连,寒加姜桂,瘀加桃红,虚加参芪,等等。

主方:胶艾汤(《金匮要略》)。

> 妊娠腹痛续下血, 止血保胎此方捷。
>
> 四物胶艾和甘草, 半产漏下亦有得。

当归9g,白芍9g,川芎9g,干地黄9g,阿胶9g,艾叶9g,甘草3g。水煎服(妊娠中,亦有每月如期来少量月经,且无腹痛,称激经(垢胎),不必特殊治疗。

若脾土虚衰,不能升举胎元,少腹有急迫下坠感,倦怠乏力,面色㿠白,或阴道时时下血,用补中益气汤加减;若肾气不足,冲任不固,胎失所养,腰部酸痛,或阴道出血,或数次滑胎,头昏耳鸣,用大补元煎加减。

主方：补中益气汤（见前）。

附方：大补元煎（《景岳全书》）。

> 景岳全书补元煎，人参枸杞归地先。
>
> 山药山萸杜仲草，大补精血益真元。

人参 9g，枸杞 9g，当归 9g，熟地 9g，山药 9g，山萸肉 9g，杜仲 9g，甘草 3g，水煎服。

同时，《金匮要略》妊娠篇九方 [桂枝汤、附子汤、茯苓桂枝丸、当归芍药散、干姜人参半夏丸、当归贝母苦参丸、当归散、白术散、葵子茯苓散（陈修园甚疑此方）] 乃暗室明灯，当用心探研。

难产者	保生方
开交骨	归芎乡
胎衣阻	失笑匡
血大下	补血汤

难产原因很多，有临产太早或用力不当、临产交骨不开、胎位不正、羊水早破、胎儿过大等。常用大补气血、理气活血、开交骨等法治疗，亦可采用针灸催产，必要时手术助产。

凡横生倒产，浆水太早，交骨不开等引起胎儿难下者，均宜服保生无忧散（又名保产无忧散）。

主方：保生无忧散（《傅青主女科》）。

> 保生芪艾芎归芍，厚朴贝母姜枳壳。
>
> 羌荆举元菟固胎，安胎催生均妙药。

黄芪 9g，艾叶 9g，川芎 9g，当归 9g，白芍 9g，厚朴 9g，贝母 5g，生姜 2 片，枳壳 6g，羌活 6g，荆芥穗 6g，菟丝子 6g。水煎服。

临产交骨不开，引起胎儿难下，用加味芎归汤（又名开骨散）以开交骨。

主方：加味芎归汤。

一切血病芎归汤，产后胎前必用方。

气虚难产参倍入，交骨难开龟发良。

川芎9g，当归9g，水煎服，名芎归汤，又名佛手散。本方加龟板15g，乱发一团，名加味芎归汤。

胎衣不下，小腹疼痛，拒按，或有包块，由瘀血停积所致，用失笑散以活血化瘀。若胎衣不下，流血不止，神疲乏力，心悸气短，脉细弱，此由气血大虚所致。气血乏于推动，血虚失于运行，用大剂当归补血汤，补养气血以助胎衣娩出。

主方：失笑散（《太平惠民和剂局方》）。

瘀血疼痛似针钻，痛处不移舌紫暗。

蒲黄生用五灵脂，哑然失笑痛立痊。

蒲黄、五灵脂各等分为末，先用酽醋，熬药成膏，以水一小盏，再煎，热呷，食前服6g，可作汤剂，水煎服。

附方：当归补血汤（《内外伤辨惑论》）。

当归补血东垣笺，黄芪一两归二钱。

证象白虎烦渴甚，脉大而虚宜此煎。

黄芪30g，当归6g。水煎服。

若产后	三审必
三大病	应详悉
生化汤	专化瘀
产后痉	复脉宜
四物汤	治便秘
乳不行	分虚实
产后篇	方神奇
小柴胡	首特笔

竹叶汤　风阳虚

阳旦汤　功与匹

产后必先三审：一审小腹痛与不痛，以辨恶露有无停滞；二审大便通与不通，以验津液的盛衰；三审乳汁行与不行，以及饮食的多少，以察胃气的强弱。产后三大病，即《金匮要略》所说的"新产妇人有三病，一者病痉，二者病郁冒，三者大便难"。产后血虚多汗，易于中风，故令病痉；亡血复汗出，阳气上冒，故令郁冒；失血汗多，津伤肠燥，故大便难。三症虽不同，但都由亡血汗多伤津所致，其治法以滋阴养血为原则。兹就产后，一般病症概述于后。

生化汤治产后瘀血阻滞。凡因瘀血引起的小腹痛、起包、拒按，或恶露不行，或恶露不绝，或发热等，均可加减用之。瘀血一除，新血生化无穷，故名生化汤。

主方：生化汤（《傅青主女科》）。

生化汤宜产后尝，归芎桃草炮姜良。

消瘀活血功偏擅，止痛温经效亦强。

当归9g，川芎9g，桃仁9g，甘草3g，炮姜6g。水煎服。

产后痉病是指产后发生四肢抽搐、项背强直，甚则口噤、角弓反张等症状而言，主要由阴血虚亏，筋脉失养所致。症见产后骤然发痉，头项强直，牙关紧闭，四肢抽搐，面色苍白或萎黄，舌淡红无苔，脉虚细，急于滋阴养血，柔肝息风，三甲复脉汤加天麻、钩藤主之。若产后感染时邪，发热恶寒，面呈苦笑，角弓反张，此属产后破伤风，急用撮风散，以解毒祛风镇痉。

主方：三甲复脉汤（《温病条辨》）。

复脉炙草参桂姜，麦冬生地麻仁襄。

大枣阿胶合酒煎，虚劳肺痿仲景方。

鞠通加减增白芍，除去参桂大枣姜。

三甲复脉龟鳖牡，养阴潜阳效力强。

炙甘草 9g，人参 9g，桂枝 6g，生姜 2 片、麦冬 9g，生地 9g，麻仁 9g，大枣二枚、阿胶 9g（烊化）、酒少许，酒水合煎服，名炙甘草汤（《伤寒论》），又名复脉汤。本方减去参、桂、枣，姜、加白芍，名加减复脉汤（《温病条辨》）。加减复脉汤再加龟板、鳖甲、牡蛎，名三甲复脉汤（《温病条辨》）。

附方：撮风散（《证治准绳》）。

撮风镇痉用蜈蚣，钩藤蝎尾僵蚕同。

朱砂安神麝开窍，专治产后破伤风。

蜈蚣 2 条，钩藤 12g，蝎尾 12g，僵蚕 12g，朱砂 6g，麝香 2g。共研细末，以竹沥汁冲服 5g，日 2 服。

产后大便难，由血亏津少、肠道干涩所致。症见大便干燥，数日不解，或解时难下，甚或肛门挣破而便血，舌淡苔薄，脉虚涩，用养血润肠法，四物汤加柏子仁、火麻仁，生首乌治之。主方：四物汤（见前）。

产后乳汁甚少，甚或全无，或产后乳流不止，均当分清虚实而治。

气血不足，血虚，血难以化为乳汁、气虚难以运行乳汁，自然缺乳。症见产后乳少，甚或全无，乳汁清稀，乳房柔软无胀感，神疲纳差，舌淡少苔，脉虚细，用通乳丹以补养气血通乳。另外，气血不足失于固摄，又可造成乳流不止，可用八珍汤加芡实、牡蛎，补养气血，固摄纳乳。

肝郁气滞，以致经脉涩滞，影响乳汁正常运行，因而乳汁不行。症见产后乳汁少，甚或全无，胸肋胀痛，情志不乐，苔薄黄，脉弦细或数，用下乳涌泉散以疏肝解郁下乳。另外，肝郁气滞化火，热迫乳汁，又可造成乳流不止，可用丹栀逍遥散，疏肝解郁清热纳乳。

主方：通乳丹（《傅青主女科》）。

补养气血乳可通，参芪当归麦门冬。

七孔猪蹄炖汤服，宣络理气桔木通。

人参 15g，黄芪 15g，当归 15g，麦冬 15g，桔梗 12g，七孔猪蹄 1 000g。炖汤食。

附方一：八珍汤(《正体类要》)。

> 四君四物八珍汤，气血两补是名方。
>
> 再加黄芪与肉桂，十全大补效无双。
>
> 若益志陈五味子，去芎辛窜养营良。

人参 6g，白术 9g，茯苓 9g，炙草 3g，当归 9g，白芍 9g，川芎 9g，熟地 9g，水煎服，名八珍汤(《正体类要》)，本方加黄芪 12g，肉桂 4g，名十全大补汤减川芎，加远志 5g，陈皮 6g，五味子 9g，名人参养营汤(《太平惠民和剂局方》)。

附方二：下乳涌泉散(《清太医院配方》)。

> 下乳涌泉流不息，柴青四物疏肝郁。
>
> 甘芷山甲王不留，花粉漏芦通草桔。

柴胡 9g，青皮 9g，当归 9g，白芍 9g，川芎 9g，生地 9g，甘草 3g，白芷 9g，穿山甲(代)9g，王不留行 9g，花粉 9g，漏芦 4g，通草 9g，桔梗 9g。水煎服。

附方三：丹栀逍遥散(见前)。

另外，张仲景《金匮要略》产后篇九方方方神奇。九方是：小柴胡汤、竹叶汤、阳旦汤、当归生姜羊肉汤、枳实芍药散、下瘀血汤、大承气汤、竹皮大丸及白头翁加甘草阿胶汤。小柴胡汤为产后第一方。产后失血汗多，气血空虚，百脉松懈，易出现昏冒、呕吐及大便反硬等症。骤于养血，反伤脾气而不食，故用小柴胡汤调和肝脾，益气生津，诸症可愈。所以仲景将其列为第一方。竹叶汤为产后中风、阳虚复感风寒而设，主治产后头痛、身微热、汗多恶风、脉浮等症。阳旦汤亦治产后中风持续数日不解，头微痛、恶寒、干呕、口苦等症。

主方：小柴胡汤(《伤寒论》)。

> 小柴胡汤和解供，半夏人参甘草从。

更用黄芩加姜枣，少阳为病此方崇。

柴胡 9g，半夏 9g，人参 6g，甘草 3g，黄芩 9g，生姜 2 片，大枣 2 枚，水煎服，此方名小柴胡汤(《伤寒论》)》。

附方一：竹叶汤(《金匮要略》)。

产后阳虚感风邪，头痛面赤身发热。

竹叶葛根防桔桂，参附甘草姜枣切。

竹叶 9g，葛根 9g，防风 6g，桔梗 9g，桂枝 6g，人参 6g，附子 6g，炮甘草 3g，生姜 2 片，大枣 6g。水煎服。

附方二：阳旦汤(《金匮要略》)，即桂枝汤加黄芩。

产后热	当警惕
感六淫	内科治
虚发热	八珍医
瘀发热	生化祛
感邪毒	危且急
攻凉施	勿固执

产褥期内出现发热，持续不退，或突然高热寒战，并伴有其他症状者，称为"产后发热"。其病因病机有外感六淫、血虚、血瘀、感染邪毒等。特别是感染邪毒发热，即西医"产褥热"，属危重症，故专节论述，以引起高度警惕。外感六淫发热，大体分风寒、风热、暑热(湿)等三大类，其治疗法则、方药均遵同内科。但必须强调的是，医者应时刻想到"产后正虚血亏"六字，在用药时把握分寸，恰到好处，不可孟浪。

血虚发热，症见身有微热，自汗，头晕，目眩，面黄心悸，手足麻木，舌淡红，苔薄，脉虚，宜补养气血，用八珍汤加柴胡为治。

主方：八珍汤(见前)。

血瘀发热，症见寒热时作，恶露不下，或下亦甚少，小腹痛，拒按，舌紫暗或有瘀点,脉弦涩,宜活血化瘀,以生化汤加柴胡为治。

主方:生化汤(见前)。

感染邪毒、初则寒战,继之壮热、烦渴引饮,甚或神昏谵语,小腹满痛拒按,恶露不畅,阴道流出黏秽之物,证情危重,此即俗谓"月后寒",宜清热解毒,凉血逐瘀,用大黄牡丹皮汤加蒲公英、败酱草为治。烦渴引饮者,兼用白虎汤;神昏谵语者,兼用安宫牛黄丸或紫雪丹;液亏阴虚者,兼用增液汤;气虚者加参、芪。若固执产后温补之俗套,不敢应用攻凉之剂,其病危矣。

主方:大黄牡丹皮汤(《金匮要略》)。

> 金匮大黄牡丹汤, 桃仁瓜子芒硝襄。
>
> 肠痈初起腹按痛, 尚未成脓服之康。

大黄9g,牡丹皮9g,桃仁9g,冬瓜仁9g,芒硝9g,水煎服。

附方一:白虎汤(《伤寒论》)。

> 白虎汤清气分热, 膏知甘草粳米人。
>
> 津伤口渴宜急投, 气虚加参最相得。
>
> 加桂加术用不同, 温疟湿温仔细别。

石膏20g(先煎),知母9g,甘草6g,粳米30g,水煎服,名白虎汤。本方加人参9g,名白虎加人参汤(《伤寒论》)。本方加桂枝9g,名白虎加桂枝汤(《金匮要略》)。本方加苍术9g,名白虎加苍术汤(《活人全书》)。

附方二:安宫牛黄丸(《温病条辨》)。

> 万氏牛黄丸最精, 芩连栀子郁砂并。
>
> 金箔雄犀珠冰麝, 安宫开窍效最灵。

万氏牛黄清心丸(《痘疹世医心法》)组成为:牛黄1g,黄芩9g,黄连15g,栀子9g,郁金6g,朱砂5g,共为细末,炼白蜜为丸,每丸3g,蜡壳封固,每服一丸,研碎开水和服,小儿酌减。本方加金箔、雄黄、犀角、珍珠、冰片、麝香,名安宫牛黄丸(《温病条辨》)。

附方三：紫雪丹(《太平惠民和剂局方》)。

　　紫雪犀羚朱朴硝，硝磁寒水滑石膏。

　　丁沉木麝升玄草，更用赤金法亦超。

　　犀角5g，羚羊角5g，朴硝100g，硝石30g，磁石30g，寒水石30g，滑石30g，石膏30g，丁香5g，沉香5g，木香5g，麝香1g，升麻10g，玄参10g，甘草8g，黄金500g，朱砂3g，先将黄金、寒水石、磁石、滑石及石膏加水煎后去滓，再将犀角粉、羚羊角粉、木香、沉香、玄参、升麻、甘草、丁香加入药汁中再煮。去滓后加入朴硝、硝石，置微火上煮，并用柳木不断搅拌，再投木盆中半日，欲凝时加入麝香、朱砂，搅调令匀，寒之二日。上药成霜雪紫色，每次服一至二丸，每日一至二次。

　　附方四：增液汤(《温病条辨》)。

　　增液汤用参地冬，滋阴生津大有功。

　　阳明温病肠燥结，水津四布大便通。

　　玄参15g，生地15g，麦冬15g。水煎服。

杂病门	虔心习
温经汤	虚寒宜
甘麦汤	脏躁吉
补中汤	阴挺谧
若带下	法精密
固肝肾	补益脾
完带汤	功超轶
除湿热	龙胆力
痒难忍	蛇床涤

　　妇人杂病包括脏躁、阴挺、带下、前阴诸疾(阴吹、阴痒、阴疮)，以及癥瘕、不孕等，应虔心学习。兹介绍梗概，以为入门者读。

温经汤是仲景用以温经养血活血的经方，专治胞宫冲任虚寒，兼有瘀血阻滞者，症见手掌烦热，唇干口燥，月事不调（或前或后，或多或少，或当至不至，或逾期不止，或一月再行），或小腹冷痛、宫寒不孕等。

主方：温经汤。

脏躁是妇人精神忧郁，情志烦乱，哭笑无常，呵欠频作的一种病证，乃脏阴不足，有干燥躁动之象，由于忧愁思虑、劳伤心脾、肝肾虚损等原因，造成精血内亏，五脏失于濡养，五志化火，内扰神明。症见神疲恍惚，情绪易于被动，心中烦乱，睡眠不安，呵欠连绵，哭笑无常，舌嫩红，少苔，脉细，宜甘润滋补心脾，用甘麦大枣汤加酸枣仁、柏子仁、夜交藤为治。若兼见口干舌燥，大便干结，舌红，宜清润滋补肺肾，用百合地黄汤加酸枣仁为治。

主方：甘麦大枣汤（《金匮要略》）。

甘草小麦大枣汤，妇人脏躁服之康。

精神恍惚悲欲哭，和肝解郁效力彰。

甘草 6g，小麦 30g，大枣 12g，水煎服。

附方：百合地黄汤（《金匮要略》）。

百合 15g，生地 15g。水煎服。

阴挺，指子宫脱垂和阴道壁膨出，主要由中气下陷、肾气不固所致，宜采取陷者举之，脱者固之的原则治疗。若中气下陷，症见子宫下移，或脱出于阴道口外，劳则加剧，小腹下坠，少气懒言，舌淡苔薄，脉虚细，宜补脾升陷，用补中益气汤加减治之。若兼见肾气不足，又有腰膝酸软、小便频数，夜间尤甚等症，则用补中益气汤加山萸肉、杜仲、菟丝子治之，以升气固脱，脾肾两补。

主方：补中益气汤（见前）。

带下，有广义、狭义之分。广义泛指妇科经、带、胎、产诸疾；狭义指阴道流出一种黏腻液体而言。在正常的生理情况下，如涕如唾，绵绵不断，常润阴户，一般称白带。但在病理情况下，如脾虚、肾虚、湿热下注以及热毒燔灼等,皆可造成白带病变。清代妇科专家傅青主提出了白、黄、赤、青、黑五色带下证治,临床上以白带、黄带、青带为多见。一般来说:色深(黄、赤、青绿),质黏稠,有臭味,多属热属实,治法宜清宜利;色淡(淡白、淡黄),质稀,或有腥气者,多属寒属虚,治法宜补宜涩。现分述如下。

肝肾不足,肾失封固,症见带下清稀,腰膝酸软。若偏于肾阳虚,则兼见小便频数清长,夜间尤甚,舌质淡,苔薄白,脉沉细,用内补丸治之,以温肾培元,固涩止带。若偏于肾阴虚,兼见阴中灼热,五心烦热,失眠多梦,尿黄,舌红少苔,脉细略数。宜用知柏地黄丸加芡实、金樱子治之,以滋肾清热,坚阴止带。

主方:内补丸(《妇科切要》)。

内补丸治肾阳虚,鹿茸桂附芪菟丝。

桑蛸苁蓉共紫菀,再加潼白二蒺藜。

鹿茸15g,肉桂10g,附子12g,黄芪30g,菟丝子30g,桑螵蛸30g,苁蓉20g,紫菀15g,潼蒺藜20g,白蒺藜20g。做成蜜丸,每服6g,日3服。或减量作汤剂,水煎服。

附方:知柏地黄汤(《医宗金鉴》)。

熟地药芡丹苓泽,钱氏六味地黄汤。

金匮肾气加枝附,肾气不足仲祖方。

济生肾气车牛膝,补肾利水肿胀消。

都气丸内五味子,益贤敛肺喘嗽康。

八仙长寿麦味入,肺肾阴虚保安祥。

养阴益气人参麦,养阴清热知柏强。

养阴和血归芍用,养阴熄风杞菊昂。

熟地黄60g,山萸肉30g,干山药30g,丹皮21g,茯苓21g,泽泻21g,为末,炼蜜丸如梧子大,空心温水化下9至12g。亦可减量作汤剂,水煎服,名六味地黄丸(《小儿药证直诀》)。本方加肉桂、熟附片,名金匮肾气丸(《金匮要略》)。再加车前子、牛膝,名济生肾气丸(《济生方》)。本方加麦冬、五味子,名八仙长寿丸(《医级》)。本方加人参、麦冬,名参麦地黄丸。本方加知母、黄柏,名知柏地黄丸(《医宗金鉴》)。本方加当归、白芍,名归芍地黄丸。本方加枸杞、菊花,名杞菊地黄丸(《医级》)。

完带汤健脾益气,升阳除湿,专治脾虚湿带,疗效超越。其主治症为带下色白或淡黄,质黏稠,无臭气,面色黄白或萎黄,体倦神疲,纳差便溏,舌淡苔白,脉缓弱。

主方:完带扬(《傅青主女科》)。

完带汤出傅青主,山药参陈及二术。

柴芍荆草车前子,健脾疏肝白带除。

山药 16g,人参 6g,陈皮 9g,白术 12g,苍术 9g,柴胡 9g,白芍 9g,荆芥穗 6g,甘草 3g,车前子 9g。水煎服。

湿热下注,症见带多色黄,或黄绿,质黏或呈泡沫状,有臭气,阴部痒痛,口苦溲黄,烦躁易怒,舌红苔黄腻,脉弦数,用清利湿热法,以龙胆泻肝汤加减治之。若阴痒难忍,用蛇床、苦参、地肤、花椒、夏枯草,煎汤坐浴。

主方:龙胆泻肝汤(《医方集解》)。

龙胆泻肝栀芩柴,生地车前泽泻偕。

木通甘草当归合,肝经湿热力可排。

龙胆草 9g,栀子 9g,黄芩 9g,柴胡 6g,生地 15g,车前子 6g,泽泻 6g,木通 5g,甘草 3g,当归 6g,水煎服。

附方:洗药方。

蛇床 30g,苦参 30g,地肤子 30g,花椒 30g,夏枯草 30g。煎汤坐浴。

遗精

若遗精　各有别

有无梦　难凭说

心肾交　千古碣

遗精是一种不因性生活而精液遗泄的病证,甚或见色遗精,或者偶才思念,精即流出。这是一种严重的消耗性疾病,影响工作和学习,应当高度重视。若青春久旷,一周遗精一次者,属正常的生理性遗精,不在此例。

遗精有许多原因,如心火独亢、心肾不交,或者肾水下亏、相火妄动,或者阳衰气虚、精关不固,或者湿热下注、精室不宁等。临床上不能以有梦与无梦作为辨别遗精虚实寒热的依据。治疗上采取补水宁心、壮阳益气、清利湿热、固摄精关等法,使心神宁谧、肾精充足、水火相济、心肾交泰,则遗精自愈。此论若碣石碑文,自古以来难以泯灭。

心火燔	遭梦劫
肾水亏	相火烈
封髓丹	六味择
桂龙牡	虚阳设
固精丸	滑脱涩
湿热扰	龙胆折
戒手淫	须痛切

心火燔灼,肾水下亏,相火横肆,症见多梦遗精,口燥咽干,心中烦热,舌红少苔,脉细数,宜滋阴清热,安神止遗,用知柏地黄丸合三才封髓丹加减治之。

主方:知柏地黄丸(见前)。

附方:三才封髓丹(《卫生宝鉴》)。

三才封髓天地人, 甘草黄柏与砂仁。

大封大固春常在, 失精梦遗效颇灵。

天冬 12g,熟地 12g,人参 6g,甘草 3g,黄柏 12g,砂仁 6g。水煎服。

真阴不足,症见遗精,腰酸耳鸣,发落齿摇,舌红少津,脉弦细带数,宜补肾益精、止涩固遗,用六味地黄汤合二至丸加芡实、金樱子治之。

主方:六味地黄汤。

附方:二至丸(《医方集解》)。

　　　　二至女贞与旱莲,滋养肝肾止血兼。

　　　　滋阴不滞方高手,止不留瘀始称仙。

女贞子15g,旱莲草15g。水煎服,亦可增加剂量为丸。

阳衰气虚不摄,精关不固,症见遗精阳痿,或有形寒头痛,舌质淡,脉弱,宜温阳固摄,用桂枝加龙骨牡蛎汤治之,可酌加人参、黄芪、白术等。

主方:桂枝加龙骨牡蛎汤(《金匮要略》)。

　　　　女子梦交男失精,金匮要略圣训明。

　　　　桂枝汤中加龙牡,温阳摄纳重镇宁。

桂枝9g,白芍9g,甘草3g,生姜2片,大枣6g,龙骨20g,牡蛎20g。水煎服。

遗精频作,日久滑脱难愈者,用涩以固脱法,金锁固精丹治之。

主方:金锁固精丸(《医方集解》)。

　　　　金锁固精芡莲须,龙骨蒺藜牡蛎需。

　　　　莲粉糊丸盐汤下,夜寐无梦治滑遗。

芡实20g,莲须20g,沙苑蒺藜20g,龙骨30g,牡蛎30g。研为细末,莲肉煮粉糊丸,每服9g,空腹淡盐汤下。亦可减量作汤剂,水煎服。

湿热内扰,下注精室,症见遗精,口苦咽干,心烦溲黄,舌红苔黄腻,脉濡数,宜清利湿热,用龙胆泻肝汤加减治之。

主方:龙胆泻肝汤(见前)。

手淫是青少年的一种恶习。它是遗精、虚劳等多种疾病的诱因,严重地损害身心健康,必须痛加戒除。

淋证、尿浊

六淋病	主热结
溺时痛	溲频涩
热膏石	气劳血

六淋病，以小便淋漓疼痛，频数短涩为特征。病因大多属于湿热，结于下焦膀胱，但亦有肝郁气滞及脾虚下陷和肾虚而发，不得概以为热。当辨清虚实而治，实则清利，虚则补益，是其基本治则。

六淋：热淋、膏淋、石淋、气淋、劳淋、血淋。此外，尚有败精淋。

八正散	治湿热
三金入	石淋杰
沉香散	气淋啜
小蓟饮	血淋得
萆薢饮	膏淋切
若劳淋	脾肾说
补中汤	肾气咽
败精淋	虎杖撒

热淋，症见小便短数，灼热刺痛，溺色黄赤，小腹拘急胀痛，甚或牵引腰背，或有便秘，苔黄腻，脉濡数，用清热利湿通淋法，用八正散治之。

主方：八正散（《太平惠民和剂局方》）。

石淋犹如碱结铛，是由湿热炼膀胱。

一切热淋八正篇，通滑栀瞿草车黄。

萹蓄 6g，木通 6g，滑石 9g，栀子 9g，瞿麦 9g，甘草 3g，车前子 6g，大黄 6g。水煎服。

石淋乃湿热结成砂石，堵塞尿道，使尿液排出困难，甚或突然中断，故疼痛难忍。或小便拘急,痛引腰背,用八正散加三金(金钱草、海金沙、鸡内金),以清利湿热,排除结石。

主方:八正散(见前)。

气淋,症见小便淋涩,气滞不通,少腹满胀,舌苔薄白,脉弦,宜用沉香散加味,以理气疏导。

主方:沉香散(《金匮翼》)。

> 少腹满痛尿涩滞,气淋沉香散陈皮。
>
> 王不留行冬葵子,石韦白芍草滑石。

沉香 6g,陈皮 6g,王不留行 9g,冬葵子 9g,石韦 6g,白芍 6g,甘草 3g,滑石 9g。水煎服。

血淋,热在下焦,迫血从小便流出,症见尿血红紫,或如条如丝,淋漓涩痛,用小蓟饮子加减,以清利湿热,凉血止血。

主方:小蓟饮子(《济生方》)。

> 小蓟饮子藕蒲黄,木通滑石生地襄。
>
> 归草黑栀淡竹叶,血淋热结服之良。

小蓟 15g,藕节 20g,蒲黄 9g,木通 9g,滑石 9g,生地 9g,当归 9g,甘草 3g,黑栀 9g,淡竹叶 9g。水煎服。

膏淋,症见小便混浊如米泔,或有滑腻之物,尿时热涩疼痛,舌红苔腻,脉细数,宜用萆薢分清饮加减,以清化湿热。

主方:萆薢分清饮(《丹溪心法》)。

> 萆薢分清石菖蒲,草梢乌药智仁服。
>
> 再加苓柏盐水煎,淋浊留连数剂除。

萆薢 12g,石菖蒲 12g,甘草 3g,乌药 9g,益智仁 9g,茯苓 12g,黄柏 12g。入盐一捻,水煎,食前温服。

劳淋,主要有以下两种情况:或脾虚气陷,症见小腹坠张,尿时余沥,面色㿠白,倦怠乏力,舌淡,脉弱,用补中益气汤加减,以升阳益气;或房劳伤肾,症见小便淋漓不已,不甚赤涩,遇劳即发,缠绵难愈,脉多虚弱,用金匮肾气丸加减,以补肾化气。

主方:补中益气汤(见前)。

附方:金匮肾气丸(见前)。

还有败精淋,由忍精不泄,败精瘀于尿道所致,症见小便疼痛难忍,以房事后尤剧,用虎杖散以化浊排废。

主方:虎杖散(《杏轩医案》)。

虎杖散内土牛膝,洗净生用绞取汁。

冲服少许好麝香,败精瘀浊尽蠲涤。

将土牛膝200g洗净取汁,将麝香1.5g分5次冲服。

尿无痛	浊泔白
分清饮	理湿热
补中气	脾精摄
肾下亏	阴阳别

尿时并无疼痛,小便混浊、白如泔浆,名尿浊。其与膏淋之鉴别,全在痛与不痛。本病的病因主要是湿热下注和脾肾两虚。

湿热下注,症见小便混浊如泔,心烦口渴,苔黄腻,脉濡数,宜用清热化湿法,予萆薢分清饮加减。

主方:萆薢分清饮(见前)。

中气下陷,脾精不摄,症见尿浊反复发作,小便混浊如白浆,短气懒言,倦怠乏力,食少便溏,小腹坠胀,舌质淡,脉虚软,用补益中气法,予补中益气汤加减。

主方:补中益气汤(见前)。

肾亏有阴阳之别。偏于肾阳不足,症见尿浊迁延日久,小便白如凝脂,或冻胶,腰膝酸软、面白肢冷,精神萎靡,舌淡脉沉,用温补肾阳法,予金匮肾气丸加减;偏于肾阴亏损,症见烦热口干,舌红,脉细数,用滋肾清热法,予知柏地黄汤加味。

主方:金匮肾气丸、知柏地黄汤(见前)。

癃闭

点滴无	名癃闭
阴八味	膀胱热
肺热壅	麻膏设
上源清	流自结
命火衰	气化灭
肾气丸	江河决
瘀血阻	须破结
外治法	不可缺

排尿困难,甚或点滴不通,小腹胀痛,名癃闭。本病的病位在膀胱,病因主要是湿热内蕴、肺热气壅、脾肾亏损、肝气郁结等,导致肺、脾、肾三焦气化功能失调,水液代谢障碍。败精瘀浊,肿块结石,阻塞尿路亦可造成本病。其治法当辨清虚实:实证宜清湿热,散瘀结,利气机,以通小便;虚证宜补脾肾,助气化,使小便自通。

膀胱积热,症见小便困难,尿时灼热,甚或不通,口干苦,烦躁难安,舌质红,苔黄腻,脉数,用清热坚阴法,予知柏地黄汤加减。

主方:知柏地黄汤(见前)。

肺热壅盛,失于肃降,不能通调水道,症见小便点滴不通,烦渴欲饮,呼吸短促,苔薄黄脉数,用清肺宣肃法,以麻杏石甘汤加黄芩、桑皮、桔梗、木通为治。肺为水之上源,肺源一清,水道通调,下流自结。

主方:麻杏石甘汤(《伤寒论》)

辛凉重剂麻膏甘,再加杏仁共四般。

喘咳热渴微汗出,主治内热兼外寒。

麻黄 5g，杏仁 9g，石膏（先煎）20g，甘草 3g，水煎服。

膀胱与肾互为表里，肾阳不足，命火衰微、气化几息，膀胱州都失职，症见小便淋沥不爽，排出无力，面色㿠白、神气怯弱、腰以下冷，舌质淡，脉沉细，用温补肾阳法，予金匮肾气丸加减。命火旺盛，气化足，则小便如江河之势奔流矣。

主方：金匮肾气丸（见前）。

瘀血内阻膀胱口，症见小便淋沥不畅或尿如细线，或阻塞不通，小腹胀痛，舌色紫，有瘀斑瘀点，脉涩或细数，宜用行瘀散结、通利水道法，代抵当丸加牛膝主治。

主方：代抵当丸（《证治准绳》）

> 代抵当丸归尾桃， 生地甲珠大黄硝。
>
> 再加桂枝通血脉， 行瘀散结实翘翘。

归尾 9g，桃仁 9g，生地 9g，炮甲珠（代）9g，大黄 9g，芒硝 9g。共研细末做蜜丸，每服 3g，日 2 服，亦可减量作汤剂，水煎服。

另外，在使用内服药的同时，可用多种外治法，如导尿法、针灸疗法（针刺足三里、中枢、三阴交，强刺激），以及膀胱区按摩热敷等，既简便又有效。

伤寒温病部分

伤寒病　极变迁

六经法　有真传

伤寒是指广义的伤寒，它是一切外感病的专义语。《内经》说："今夫热病者，皆伤寒之类也。"《难经》说："伤寒有五：有中风，有伤寒，有湿温，有热病，有温病。"伤寒的变化极其复杂，张仲景用六经（太阳、阳明、少阳、太阴、少阴、厥阴）的辨证方法来治疗，是留传给我们的一部极其珍贵的医学遗产。

头项痛　太阳篇
发汗法　利水泉

太阳病的提纲乃脉浮,头项强痛而恶寒。其中又有伤寒(狭义)与中风之别,表实与表虚之异。伤寒者表实,无汗,或发热,或不发热,必恶寒、体痛、呕逆,脉阴阳俱紧。中风者表虚,自汗出,发热恶风,脉浮缓。太阳病的治疗大法是发汗和利水。发汗五法:麻黄汤治伤寒表实无汗;桂枝汤治中风表虚自汗;葛根汤治无汗,项背强几几;大青龙汤发越胸中阳气而治烦躁,小青龙汤发散心下水饮而治喘咳。利水三方:五苓散治水蓄膀胱,十枣汤治水停胸中,桂枝去芍加茯苓白术汤治水留心下。

主方:麻黄汤、桂枝汤、葛根汤(《伤寒论》)。

麻黄桂枝杏甘草,桂枝芍药甘枣姜。

桂枝汤内加葛麻,辛温发汗选用方。

麻黄 6g,桂枝 9g,杏仁 9g,甘草 3g,水煎服,名麻黄汤。桂枝 9g,白芍 9g,甘草 3g,大枣 6g,生姜 2 片,水煎服,名桂枝汤。将桂枝汤加葛根 12g、麻黄 5g,名葛根汤。

附方一:大青龙汤、小青龙汤(《伤寒论》)。

大青龙用桂麻黄,杏草石青姜枣藏。

太阳无汗兼烦躁,解表清热此为良。

桂枝 9g,麻黄 6g,杏仁 9g,甘草 3g,石青 20g(先煎)、生姜 2 片、大枣 9g,水煎服

伤寒停饮喘咳呕,外发内散两解求。

桂芍干姜辛半味,麻黄甘草小青龙。

桂枝 9g,白芍 9g,干姜 9g,细辛 3g,半夏 9g,五味子 9g,麻黄 6g,甘草 3g,水煎服

附方二:五苓散(《伤寒论》)。

五苓散治太阳腑,白术泽泻猪苓茯。

桂枝化气兼解表，小便通利水饮逐。

除却桂枝名四苓，五苓散加茵陈助。

白术 30g，泽泻 24g，猪苓 30g，茯苓 30g，桂枝 15g，上五味，捣为散，以白饮和服 9g，日三服，多饮暖水，汗出愈，名五苓散。亦可作汤剂，水煎服。本方去桂枝，名四苓散（《明医指掌》）。本方加茵陈、名茵陈五苓散（《金匮要略》）

附方三：十枣汤（《伤寒论》）。

十枣逐水效堪夸，大戟甘遂与芫花。

控涎丹用遂戟芥，攻涤痰涎亦可嘉。

大枣 30g，甘遂、大戟、芫花，熬各等分，三药细末，枣汤调服 3～5g，清晨空腹服，得快下后，糜粥自养，名十枣汤。控涎丹（《三因方》）用甘遂、大戟、白芥子各等分，为末，糊丸桐子大，食后临卧，淡姜汤下五、七丸至十丸，治咳嗽胸胁支满，上气多唾之证，或胸肋隐痛，水肿形气俱实者。

附方四：桂枝去芍加茯苓白术汤（《伤寒论》）。

桂枝去芍加苓术，解表利尿功两途。

桂枝去芍散表邪，水停心下加苓术。

桂枝 9g，生姜 2 片，甘草 3g，大枣 6g，茯苓 9g，白术 9g。水煎服。

胃家实 阳明篇
清下法 各有端

阳明病的提纲乃胃家实，用清法和下法治疗。其经证是：目痛鼻干不得眠，身热汗出，烦渴引饮，不恶寒反恶热，脉洪大，宜用栀子豉汤、白虎汤清解之。其腑证是：痞、满、燥、实四大主证。"痞"，是自觉胸脘有压重闷塞感，脘部按之板硬。"满"，是自觉脘腹胀满，按之有抵抗感。"燥"，是指肠中粪便既燥且坚。"实"，是指胃肠有燥屎与宿食等有形实邪，见有便秘，或下利而腹满不减等。选用三承气汤。

主方：栀子豉汤（《伤寒论》）

> 栀豉汤治胸懊恼，虚烦不眠此方好。
>
> 前证兼呕加生姜，若是少气加甘草。

栀子 9g、香豉 9g 水煎服，名栀子豉汤。本方加生姜 3 片，名栀子生姜豉汤（《伤寒论》）。本方加甘草 6g，名栀子甘草豉汤（《伤寒论》）。

附方一：白虎汤（见前）。

附方二：大承气汤、小承气汤、调胃承气汤（《伤寒论》）。

> 调胃甘草与硝黄，救阴泻热平和方。
>
> 去草去硝加枳朴，功力较锐小承将。
>
> 硝黄朴枳均入药，急下猛攻大承汤。

甘草 6g，芒硝 15g，大黄 9g，先水煎甘草、大黄，后下芒硝溶服，名调胃承气汤。本方去甘草、芒硝，加枳实 9g，厚朴 6g，名小承气汤。本方去甘草，加枳实 9g，厚朴 6g，先煎枳朴，后下大黄，临服内芒硝，更上微火一、两沸，已下，余勿服，名大承气汤。

眩苦呕　少阳篇
和解法　小柴先

少阳病的提纲乃口苦、咽干、目眩，宜用和解法，小柴胡汤主之。未离太阳者，用和兼表法，柴胡桂枝场主之；初入阳明者，用和兼下法，大柴胡汤主之。

主方：小柴胡汤（见前）。

附方一：柴胡桂枝汤（《伤寒论》），即小柴胡汤与桂枝汤的复方。

附方二：大柴胡汤（《伤寒论》）。

> 大柴胡汤用大黄，枳芩夏芍枣生姜。

少阳阳明同合病，和解表里效无双。

柴胡 9g，大黄 5g，枳实 6g，黄芩 9g，半夏 9g，白芍 9g，大枣 6g，生姜 2 片。水煎服。

吐利痛　太阴篇
温而补　理中餐

太阴病的提纲乃腹满而吐、食不下，自利，时腹自痛，脉沉迟，宜用温补法，理中汤主之。

主方：理中汤（《伤寒论》）。

理中汤主理中乡，甘草人参术干姜。

寒甚腹满吐利痛，或加附子总扶阳。

表里两温入桂枝，别名桂枝人参汤。

虚寒结胸夹实邪，枳实理中温开方。

理中化痰加夏苓，脾寒胃热连理匡。

甘草 3g，人参 6g，白术 9g，干姜 9g，水煎服，名理中汤。增量为末蜜丸，名理中丸。本方加熟附片 9g，名附子理子汤（《阎氏小儿方论》）。本方加桂枝 9g，名桂枝人参汤（《伤寒论》）。本方加枳实 6g，茯苓 9g，名枳实理中汤（《太平惠民和剂局方》）。本方加半夏 9g，茯苓 9g，名理中化痰丸（《明医杂著》）。本方加黄连 4g，名连理汤（《证因脉治》）

但欲寐　少阴篇
虚当补　温清悬

少阴病的提纲乃脉沉细，但欲寐。少阴属虚，有虚热、虚寒之分，虚者当补，但有清补、温补之别。虚热者，心烦不寐，当用清补之法，黄连阿胶汤主之。猪苓汤亦为育阴利水之方。虚寒者，下利清谷，厥逆，脉

第五章　读医随笔

195

微,用温补之法,宜四逆辈。

主方: 黄连阿胶汤(《伤寒论》)。

黄连阿胶鸡子黄,芍药黄芩合自良。

少阴虚热烦难寐,育阴清热效果长。

黄连 5g,阿胶 12g(烊化),鸡子黄二枚,白芍 9g,黄芩 9g,先水煎三物,取汁内胶烊尽,小冷,鸡子黄,搅令相得,温服。

附方一: 猪苓汤(《伤寒论》)。

育阴利水猪苓汤,猪苓茯苓泽泻襄。

阿胶滑石相与共,少阴水热效验彰。

猪苓 9g,茯苓 9g,泽泻 9g,阿胶 9g,滑石 9g。先煮四物取汁,内胶烊尽,温服。

附方二: 四逆汤、四逆加人参汤、茯苓四逆汤(《伤寒论》)。

四逆汤中附甘姜,四肢厥冷急煎尝。

腹疼吐利脉沉微,救逆回阳赖此方。

人参加入四逆内,益气固脱救阴伤。

病后不解烦躁者,茯苓增来有奇长。

附子 9g、炙甘草 3g、干姜 9g,水煎服,名四逆汤。本方加人参 6g,名四逆加人参汤。本方加茯苓 9g、人参 6g,名茯苓四逆汤。

吐蚘渴　厥阴篇
酸辛苦　乌梅丸

厥阴篇的提纲乃"消渴,气上撞心,心中疼热,饥而不欲食,食则吐蛔,下之利不止"。临床上多见寒热错杂,厥热胜复,下利泄泻,呕吐哕等证。乌梅丸酸、辛、苦合用,乃寒热平调之方,为治厥阴专剂。

主方: 乌梅丸(《伤寒论》)。

温脏安蛔乌梅丸,酸辛苦合专治肝。

乌梅参归辛连柏，姜椒枝附苦酒餐。

乌梅50g，人参50g，当归40g，细辛30g，黄连100g，黄柏50g，干姜80g，花椒40g，桂枝50g，熟附子50g，上十味，异捣散，合治之，以苦酒渍乌梅一宿，去核，熟饭捣成泥，和药令相得，内臼中，与蜜同杵，丸如梧桐大，先食饮服十丸，日三服，稍加至二十丸，禁生冷、滑物、臭食等。亦可减量作汤剂，水煎服。

上诸说	只大观
法外法	叹高坚
存津液	是其诠

以上诸说，仅洋洋大观、泛泛之谈。在《伤寒论》书，法外有法，方中有方，其论至高至坚。业医者，须反复研读《伤寒论》，试观古今大家，无不精研之。不精研《伤寒论》而欲成大家者，从古至今绝无一人。

存津液，是《伤寒论》中治疗法的真谛。

若温病	理一贯
卫与气	营血观
上中下	三焦辨
首辛凉	继苦寒
固护阴	终甘寒
阴一分	命一线

明末清初，温病学说自成体系，但与《伤寒论》其理一贯。

其辨证纲要是：卫、气、营、血辨证，上、中、下三焦辨证。卫分证：头痛、发热、恶风、咳嗽，苔薄白，脉浮数，舌尖边红等。治宜泄卫透汗。叶天士所说"在卫汗之"即是此意，银翘散是其代表方剂。气分证：但热不恶寒,烦渴,或腹满痛,便秘溲赤,舌红苔黄,治以清热通下、和解、化湿等法。叶天士所说"到气才可清气",白虎汤是其代表方剂。营分证:心烦不寐,斑疹隐隐,时时谵语,舌质红绛,脉细数等证,治宜清营泻热。叶天士说"入营犹可透热转气",在其初入营分之时,犹可外透,使其转出气分而解。热在营分不宜过用寒滞之药,清营汤是其代表方剂。血分证:斑疹、谵语、舌色深绛,以及吐衄等出血证候,治宜凉血解毒,叶天士说"入血就恐耗血动血、宜须凉血散血",犀角地黄汤是其代表方剂。

上焦包括卫分证及热壅肺经气分证,还有逆传心包证,清营汤是其代表方剂。

中焦包括气分证,大承气汤是其代表方剂。

下焦包括肝肾阴虚证,三甲复脉汤是其代表方剂。

总之,治湿大法,首用辛凉透邪,继以苦寒清火,终以甘寒养阴。存阴是治温热病的关键,存得一分阴液,留得一线生机。

主方:银翘散(《温病条辨》)。

> 辛凉平剂银翘散,发散风热必首选。
> 薄荆香豉淡竹叶,甘桔芦根牛蒡煎。
> 咽痛项肿玄勃射,呕吐郁金藿香先。
> 肺热黄芩咳杏贝,烦渴壮热知膏添。

金银花 30g,连翘 30g,薄荷 13g,荆芥穗 12g,香豆豉 15g,淡竹叶 20g,甘草 15g,桔梗 18g,牛蒡子 18g,芦根 30g,上为散,每服20g,鲜芦根煎,香气大出,即取服,勿过煮。亦可作汤剂,水煎服。项肿咽痛加玄参、马勃、射干;呕吐加郁金、藿香;肺热加黄芩;咳加杏仁、贝母;烦渴壮热加知母、石膏。

附方一:白虎汤(见前)。

附方二:清营汤(《湿病条辨》)。

> 清营汤治热传营,身热燥渴眠不宁。
> 犀地银翘玄连竹,丹麦清热更护阴。

减去丹参银连地，清宫更加莲子心。

犀角 3g，生地 15g，金银花 15g，连翘 6g，玄参 9g，黄连 5g，竹叶心 5g，丹参 9g，麦冬 9g。水煎服，名清营汤。本方减去丹参、银花、黄连、生地，加莲子心 9g，未减之药均改用心，名清宫汤（《温病条辨》）。

附方三：犀角地黄汤（《千金要方》）。

热伤一切失血病，犀角地黄芍牡丹。

胸膈满痛加桃大，热甚吐血用芩连。

因怒呕血柴栀炒，唾血玄参知柏煎。

咯血二冬嗽二母，涎壅促嗽郁金丸。

犀角 6g，生地 15g，赤芍 15g，丹皮 9g，水煎服，犀角先煎，或犀角磨汁，或锉细末冲服。胸膈满痛有瘀血者，加桃仁 6g，大黄 6g；热甚者加黄芩 9g，黄连 5g；因怒而呕血者，加柴胡 6g，焦栀子 9g；唾血加元参 9g，黄柏 6g，知母 6g；咯血嗽血加二冬、二母各 6g；喘促痰涎壅盛，加服郁金丸（郁金一味细末蜜丸，冲服 3g）。

附方四：大承气汤（见前）。

附方五：三甲复脉汤（见前）。

门户争　俱浅见
后学者　心应虔

温病学说是《伤寒论》的发展，是中医学发展的必然产物，两两相得益彰。若伤寒、温病各执一言，对医学发展实无补益，后之学医者，当虔心领会，融会贯通，为中医学的发展贡献力量。

第一章　中医医学史

中医学	宏辉煌	源劳动	起歧黄
内经作	第一章	难经出	更洋洋
东汉末	在南阳	伤寒著	金匮藏
六经辨	垂经方	赖叔和	始能彰
本草经	药物详	四大典	切勿忘
甲乙经	针灸纲	隋巢氏	源候论
李唐后	有千金	外台继	重医林
宋局方	亦和醇	钱直诀	小儿经
李东垣	重脾胃	升清气	三方贵
刘河间	专主火	创通圣	奇而妥
丹溪翁	重养阴	阴宜补	阳勿升
杂病门	四字分	张子和	主攻破
汗吐下	勿太过	四大家	各灼灼
明清际	学术昌	详而备	王肯堂
士材说	守其常	张景岳	论无双
张石顽	温补乡	赵献可	重肾方
本草书	濒湖昂	誉全球	世褒扬
徐尤著	宗喻昌	来苏集	义精详
集注新	推钱塘	徐灵胎	导慈航
吴又可	瘟疫尚	叶天士	温热彰
薛生白	湿热攘	吴条辨	续津梁
承三论	孟英光	余师愚	五十条

王清任　立新说　瘀血证　五瘀汤
西学入　谱新章　中西汇　容川良
张锡纯　功难量

第二章　中医学基础

医精髓　阴阳论　又统一　又斗争
相转化　相依存　黄脾土　白肺金
黑肾水　木肝青　赤心火　属五行
亢则害　害则病　承则制　制则生
相生克　相侮乘　六腑阳　五脏阴
脏主藏　藏真精　气和血　津液神
腑主泻　职受盛　司腐熟　吸精微
导糟粕　言谆谆　奇恒腑　殊功能
连脏腑　气血运　达内外　十二经
外八脉　号奇经　气血生　血溉荣
血载气　气始行　津液足　堪滋润
论病因　外六淫　疫疬毒　内七情
饮食伤　房劳损　寄生虫　痰饮停
瘀血阻　外伤身　讲四诊　重辨证
伤寒论　推六经　治温病　叶氏明
三焦说　卫气营　血分入　别重轻
辨八纲　抓纲领　辨脏腑　乃基本
论治法　八法精　依缓急　分标本
三因宜　贵机灵　正反治　得其情
防重治　古明训

第三章　感冒

感冒病　勿轻看　风伤肺　宜表散
风寒证　辛温法　葱豉汤　败毒散
风热证　辛凉法　银翘散　贵加减
寒包火　麻膏甘　若挟湿　胜湿添
暑湿证　分别观　新加饮　六一散
若体虚　善机变　参芪入　归地餐
补托法　金玉言

第四章　咳嗽

肺华盖　受气清　浊气干　咳嗽生
咳属肺　亦他成　六淫伤　犯肺卫
杏苏散　风寒类　桑菊饮　风热类
燥热伤　清凉润　桑杏汤　清燥规
柴枳桔　郁火清　止嗽散　温润平
姜辛味　挟饮烹　内伤脾　痰犯肺
燥脾湿　效二陈　化痰汤　痰热宁
泻白散　本刑金　黛蛤散　肝火平
肺阴虚　用沙参

第五章　肺痿

津液伤　肺叶痿　炙甘草　救真阴
麦门冬　亦可遵　姜甘草　气生津

第六章　肺痈

风热毒　痰热盛　热血搏　肺痈成
银翘散　初期灵　苇茎汤　出千金
桔梗汤　加减斟

第七章　喘证

喘急促　张抬肩　难平卧　鼻翼煽
肺与肾　实关键　虚与实　天壤间
实喘者　痰饮缘　风寒束　肺失宣
青龙辈　撤其藩　桂枝加　喘家餐
喘咳渴　麻石甘　桑皮汤　豁热痰
痰浊阻　三子专　虚喘者　求肺肾
桂苓类　肾气论　真武剂　治其根
生脉散　保肺金　都气丸　摄真阴

第八章　哮证

哮鸣吼　专主痰　冷哮温　用射干
热哮清　越婢煎　葶苈泻　猛而专
治根本　三脏连　六君子　妙难言

第九章　痰饮

痰饮源　水气作　肺脾肾　三焦说
水道调　论精确　四饮名　宜斟酌

支溢饮　青龙夺　悬大枣　视强弱
饮热结　柴陷却　阴虚热　沙麦乐
苈黄丸　勿轻着　温药和　博返约
苓桂术　圣灵药　肾气丸　水归壑
真武汤　窥秘钥

第十章　肺痨

肺痨病　相染易　六大证　谨切记
一杀虫　二补虚　降火汤　出丹溪
百合汤　肺肾济　月华丸　心悟立
鳖甲散　气阴虚　补天丸　费神机

第十一章　虚劳

精气夺　则为虚　虚不复　则成劳
五脏虚　别阴阳　辨气血　纲目张
房帏过　七情伤　补贵当　圆而方
羡高手　阴求阳　生克理　细推详
肺气虚　补肺汤　脾气虚　四君汤
肝血虚　四物汤　心血虚　归脾汤
心阴虚　用天王　肺阴虚　沙麦汤
脾阴虚　益胃汤　肝阴虚　补肝汤
肾阴虚　大补康　心阳虚　拯阳汤
脾阳虚　理中汤　肾阳虚　肾气方
肺主气　百脉长　脾为本　资奉养
中央健　运四傍　肾为根　藏真阳

消阴翳　制阳光　脾肾论　勿徬徨
内难条　虔诵悉　小建中　金匮秘
酸枣仁　失眠已　薯蓣丸　风气弥
䗪虫丸　干血驱

第十二章　血证

血之道　化中焦　精化血　内外浇
或外感　或内伤　火热灼　气不张
明部位　脏腑详　三要法　实津梁
诸般血　分经调　六淫逼　经道摇
慎表散　防血耗　内伤病　溢如潮
十灰散　止血标　益气法　归脾超
引导法　侧柏调　凉泻法　泻心高
玉女煎　龙胆骄　犀地黄　实绝妙
逐瘀汤　令瘀消　赤豆散　痔血方
虚寒者　黄土饶　血不止　气飞扬
固气脱　独参汤

第十三章　心悸

心动悸　难自持　心胆弱　水失济
水饮凌　血不足　心血阻　辨虚实
磁朱丸　心宁谧　血不足　用归脾
补心丹　虚火宜　苓桂术　心阳虚
桃红煎　化血瘀

第十四章　不寐

阳入阴　则成寐　若失眠　最损神
心脾虚　归脾能　心胆虚　定志宁
肝郁火　龙胆平　温胆汤　痰热靖
仲景方　酸枣仁　阿胶汤　滋且清
胃不和　保和定　情志伤　情治情

第十五章　遗精

若遗精　各有别　有无梦　难凭说
心肾交　千古碣　心火燔　遭梦劫
肾水亏　相火烈　封髓丹　六味择
桂龙牡　虚阳设　固精丸　滑脱涩
湿热扰　龙胆折　戒手淫　须痛切

第十六章　癫狂

重阳狂　重阴癫　静阴象　动阳宣
狂多实　痰火蠲　铁落饮　龙荟丸
痰气郁　发为癫　导痰汤　养心丹

第十七章　痫证

忽搐搦　吐痰涎　五畜状　痫病然
苏醒后　安如前　有生病　历岁年
痰气逆　定痫丸　痰火亢　龙胆先
善后法　脾肾肝　六君子　补元煎

第十八章　中风

百种病　首中风　骤然得　证危重
卒昏仆　肢不用　喑㖞斜　痰涎涌
肝肾虚　风内动　火气痰　标实凶
专祛风　实荒庸　在经络　废麻痛
大秦艽　补寓攻　肝阳亢　三方雄
羚角汤　天麻钩　镇肝汤　妙无穷
入脏腑　神昏蒙　闭与脱　大不同
手握固　牙难松　泄十宣　通关用
凉开法　至宝宗　温开法　苏合冲
肝实火　龙荟通　柔润法　复脉功
杞地丸　得其衷　若撒手　脱证逢
冷汗淋　遗尿凶　温关元　百会灸
固气脱　参附宏　后遗症　费春秋

第十九章　眩晕

眩晕证　因多端　头眩转　眼纷繁
肝风火　水不涵　精血亏　痰饮源
肝阳亢　天钩潜　滋肾水　杞地丸
气血虚　归脾丸　痰浊阻　半术天
补精髓　寒热参　左归饮　右归丸

第二十章　耳鸣、耳聋

耳鸣聋　听觉变　类眩晕　可同研

唯风热　银翘散　气不升　多劳倦
聪明汤　真手段　寿星福　还少丹

第二十一章　痹证

风寒湿　杂合痹　气血壅　经络滞
防风汤　风行痹　乌头汤　寒痛痹
苡仁汤　湿着痹　五积散　时方备
营卫虚　五物愈　湿热伤　刚燥忌
渐化热　知母取　桂白虎　二妙祛
痛风方　亦满意　肝主筋　肾骨立
寄生汤　造奇迹　痛久络　兼攻瘀
大活络　麝香吉

第二十二章　痿证

五痿论　详素问　痛不痛　痿痹分
肺叶焦　湿热淫　肝肾亏　血失荣
虚实辨　须分明　治阳明　润宗筋
清燥汤　救肺金　虎潜丸　治肝肾
二妙散　湿热清　养营汤　气血臻

第二十三章　胃痛、腹痛

胃腹痛　有种种　胃腹连　治相佯
若虫痛　乌梅丸　时烦痛　吐清涎
气滞痛　疏肝散　走移痛　气机旋
瘀血痛　失笑蠲　痛不移　似针钻

火热痛　胃烧烦　口干苦　金铃痉
伤食痛　嗳腐酸　平胃散　保和丸
夹饮痛　二陈咽　辘辘鸣　痞如盘
寒积痛　得暖安　温散法　良附丸
虚寒痛　喜暖按　小建中　理中诠
阴虚痛　口燥干　大便结　一贯煎
突注痛　神识乱　脉隐伏　苏合研

第二十四章　胸痹

胸痹痛　非偶然　证因明　标本辨
心血瘀　血府安　薤白类　除寒痰
阴虚损　左归餐　阳衰微　参龙先
气阴虚　生脉散

第二十五章　噎膈、反胃

噎膈病　津液干　贲幽魄　阻结难
痰气阻　启膈先　死血结　通幽煎
五汁饮　津液还　气虚微　运气难
若反胃　须别看　朝暮吐　属虚寒
大半夏　加蜜安　吴茱萸　温胃肝
六君类　俱神丹　推至理　命门源

第二十六章　呕吐、哕

呕吐哕　皆属胃　虚实异　寒热类

外邪犯　正气贵　小柴胡　少阳谓
小半夏　痰饮净　伤食滞　腐酸味
保和丸　为经纬　左金丸　肝犯胃
食已吐　火堪畏　黄草汤　功效锐
竹膏汤　虚热退　膏伍夏　仲师精
虚寒者　理中配　代赭石　镇肝胃
益胃汤　养胃阴　若呃逆　相比汇
久病哕　将愆罪

第二十七章　泄泻

泄泻证　主湿因　脾胃肠　职能紊
寒湿泻　胃苓珍　湿热泻　葛连芩
伤食泻　保和能　虚寒者　用参苓
补中气　气陷升　泻心类　寒热平
肝乘脾　痛泻精　乌梅丸　久泻庆
禹余粮　涩下灵　肾寒泻　近天明
命火衰　服四神

第二十八章　痢疾

腹切痛　赤白痢　后重急　调行施
芍药汤　湿热痢　葛芩连　表里涤
白头翁　疫毒痢　开噤散　噤口痢
败毒散　表寒宜　挽舟法　嘉言谛
平胃加　治寒湿　养脏汤　虚寒毕
休息痢　选温脾　热不休　痢难已

阴必磬　死何疑

第二十九章　便秘

大便结　难通畅　若热秘　清润肠
麻仁丸　脾约方　六磨饮　气秘昌
若虚秘　气血伤　润肠丸　黄芪汤
若冷秘　半硫戕

第三十章　黄疸

黄疸病　阴阳别　湿热伤　鲜黄色
茵五苓　湿重热　消毒丹　相与啜
厌油腻　便溏渴　热重湿　栀子柏
茵陈蒿　便秘结　兼外感　麻翘撒
若急黄　清瘟特　防肝昏　凶难测
寒湿伤　晦暗色　茵术附　积善德
苦寒投　失法则　三甲散　通络血
湿邪宣　热自泄　仲景旨　皆精切

第三十一章　臌胀

臌胀病　实虚殊　气与血　水虫蛊
气骤滞　柴胡疏　寒湿困　胃苓除
湿热蕴　分消服　调营饮　瘀血阻
体壮实　舟车入　若虚胀　且踌躇
理中辈　阳不足　地黄丸　真阴复

第三十二章　积聚

若积聚　甚于胀　积有形　瘀血障
聚气病　滞无常　破瘀结　逐瘀汤
兼扶正　八珍汤　消气聚　赖木香
求痊愈　费思量

第三十三章　水肿

水内潴　尿少量　外泛肿　有阴阳
肺脾肾　功能障　上发汗　下膀胱
风水汗　越婢汤　水湿利　五苓昂
五皮饮　元化方　湿热蕴　疏凿尝
阴水盛　脾肾方　实脾饮　真武汤
淡饮食　缓求昌　五水辨　金匮详
十二方　慎无忘

第三十四章　消渴

消渴病　津液干　阴亏损　阳亢然
三多证　尿甘甜　上消肺　参虎餐
中消胃　承气专　下消肾　六味丸
阴阳虚　肾气丸　参芪入　非奢谈
变证多　如狼烟

第三十五章　淋证、尿浊

六淋病　主热结　溺时痛　溲频涩

热膏石　气劳血　八正散　治湿热
三金入　石淋杰　沉香散　气淋啜
小蓟饮　血淋得　萆薢饮　膏淋切
若劳淋　脾肾说　补中汤　肾气咽
败精淋　虎杖撤　尿无痛　浊泔白
分清饮　理湿热　补中气　脾精摄
肾下亏　阴阳别

第三十六章　癃闭

点滴无　名癃闭　阴八味　膀胱热
肺热壅　麻膏设　上源清　流自结
命火衰　气化灭　肾气丸　江河决
瘀血阻　须破结　外治法　不可缺

第三十七章　头痛

头高巅　唯风到　诸阳会　邪易僭
或内伤　或外感　风寒痛　茶调散
风热痛　桑菊添　风湿痛　胜湿餐
肝阳痛　天钩先　肾虚痛　大补元
气虚痛　法东垣　血虚痛　四物痊
痰浊痛　半术天　瘀血痛　通窍煎
雷头风　清震安　偏头痛　痰火患
颠顶痛　吴萸拈　引经药　亦可添

第三十八章 胁痛

胁肋痛　属肝胆　肝气郁　逍遥散
旋覆花　瘀血钻　湿热盛　主龙胆
肝阴虚　一贯煎

第三十九章 腰痛

腰肾府　痛相关　寒湿痛　冷重绵
肾着汤　岂偶然　湿热痛　二妙散
左右归　肾虚餐　瘀血痛　逐瘀歼

第四十章 肠痈

俗缩脚　实肠痈　右下腹　剧烈痛
牡丹汤　神效用　脓已成　急排脓
活命饮　加蒲公　脓已溃　气血空
内托散　有奇功

第四十一章 疝气

疝气病　归肝经　少腹痛　睾丸引
寒筋水　气血寻　狐出入　颓顽麻
专治气　景岳箴　暖肝煎　寒疝温
五苓散　水疝行　乌药散　气疝平
异气汤　狐疝擒　橘核丸　颓疝斟
善后法　补脾肾　补中汤　右归饮

第四十二章　郁证

郁不通　气机滞　血痰火　食与湿
初多实　疏肝气　四逆散　调肝脾
越鞠丸　治六郁　郁化火　用丹栀
痰气结　用四七　久则虚　伤神疲
甘麦汤　仲景师　虚火旺　清而滋
清肝饮　矢中的　香燥过　耗阴弊
情志病　善劝慰

第四十三章　疟疾

疟为病　暑湿伤　寒与热　定时翔
一日发　亦无妨　三日作　势猖狂
治之法　小柴方　达原饮　合之良
常山入　力倍强　单寒牡　柴桂姜
单热痹　白虎详　托邪出　补中汤

第四十四章　虫证

诸虫证　面黄瘦　或黄胖　面虚浮
多虫斑　胃腹痛　时嘈杂　清涎流
或龋齿　睡梦中　或肛痒　粪中求
或理脾　或杀虫　乌梅丸　诸方宗
使君楝　榧子众　槟榔雷　芜鹤从
绛矾丸　治钩虫　八珍汤　气血充

第四十五章　自汗、盗汗

阳气虚　多自汗　阴气虚　多盗汗
热郁蒸　亦多汗　另三种　细斟辨
实肺表　屏风散　和营卫　桂枝咽
虚火旺　六黄煎　火郁蒸　龙胆痊

第四十六章　伤寒、温病

伤寒病　极变迁　六经法　有真传
头顶痛　太阳篇　发汗法　利水泉
胃家实　阳明篇　清下法　各有端
眩苦呕　少阳篇　和解法　小柴先
吐利痛　太阴篇　温而补　理中餐
但欲寐　少阴篇　虚当补　温清悬
吐蚘渴　厥阴篇　酸辛苦　乌梅丸
上诸说　只大观　法外法　叹高坚
存津液　是真诠

若温病　理一贯　卫与气　营血观
上中下　三焦辨　首辛凉　继若寒
固护阴　终甘寒　阴一分　命一线
门户争　俱浅见　后学者　心应虔

第四十七章　妇产科

妇产科　论精尚　二七年　天癸旺
任冲盛　经信畅　肾肝脾　重三脏

青中老	分期尝	月经病	四字纲
常用方	四物良	渐早至	药宜凉
气不摄	温何妨	渐迟至	重桂姜
血热耗	可清凉	错杂至	气血伤
归脾法	主二阳	兼郁结	逍遥长
若恶阻	六君汤	安胎法	寒热商
胎漏下	胶艾良	补脾肾	胎自昌
暗室灯	妊九方	难产者	保生方
开交骨	归芎乡	胎衣阻	失笑匡
血大下	补血汤		

若产后	三审必	三大病	应详悉
生化汤	专化瘀	产后痉	复脉宜
四物汤	治便秘	乳不行	分虚实
产后篇	方神奇	小柴胡	首特笔
竹叶汤	风阳虚	阳旦汤	功与匹
产后热	当警惕	感六淫	内科治
虚发热	八珍医	瘀发热	生化祛
感邪毒	危且急	攻凉施	勿固执
杂病门	虔心习	温经汤	虚寒宜
甘麦汤	脏躁吉	补中汤	阴挺谧
若带下	法精密	固肝肾	补益脾
完带汤	功超轶	除湿热	龙胆力
痒难忍	蛇床涤		

第四十八章　小儿科

小儿病	易且难	稚阳体	邪易干

攻伐过　损真元　若发热　仔细研
热不已　变多端　银翘散　贵机变
若吐泻　勿等闲　伤食泻　保和丸
湿热淫　葛芩连　脾胃弱　参苓散
吐泻甚　风之端　慢脾风　预后难
六君子　妙难言　寒慢脾　桂附添
热慢脾　加芩连　四大证　重而难
因证治　记心田

32检